HEFT 8 · 1977 · 21. JAHRGANG
Seite 653–756
NAHRAR 21 (8) 653–756 (1977)

Die Nahrung

Food

Chemie
Biochemie
Mikrobiologie
Technologie
Ernährung

AKADEMIE-VERLAG · BERLIN

Begründet von A. Scheunert und K. Täufel

Von 1957 – 1970 Herausgeber K. Täufel †

Herausgegeben vom: Zentralinstitut für Ernährung in Potsdam-Rehbrücke der Akademie der Wissenschaften der DDR (Direktor: Prof. Dr. habil. H. Haenel)

EVP 12,– M

NAHRUNG

32704

Mitarbeiter-Bedingungen

1. Es werden nur solche Arbeiten angenommen, die dem Inhalt nach wertvoll und nicht an anderer Stelle veröffentlicht worden sind. Die Manuskripte bitten wir in deutscher oder englischer Sprache in Original-Maschinenschrift (keine Durchschrift) einseitig und zweizeilig, mit 4 cm breitem Rand versehen, einzureichen.
2. Die Einsendung des Manuskriptes bitten wir an die Redaktion der Zeitschrift „Die Nahrung" vorzunehmen. Eingang und Annahme der Arbeit werden dem Autor schriftlich bestätigt.
3. Am Kopf der Arbeit ist die Institution anzugeben, aus der die Arbeit stammt. Danach folgt der Titel der Arbeit. Unter dem Titel ist der Name des Verfassers (mit Vornamen-Initial) ohne Berufsbezeichnung, akademischen Grad o. ä. anzugeben. Die vollständige Anschrift der Autoren mit Namen und Titel ist im Anschluß an die Literatur anzugeben.
4. An den Anfang der Arbeit ist eine Zusammenfassung zu stellen (maximal 25 Schreibmaschinenzeilen). Sie soll neben einer kurzen Problemstellung die wichtigsten Ergebnisse enthalten und über den Inhalt der Arbeit hinreichend informieren. Angaben, für deren Verständnis in der Arbeit nachgelesen werden muß (z. B. Abkürzungen, Literaturhinweise), sind zu unterlassen. Übersetzungen der Zusammenfassung in die russische, englische bzw. deutsche Sprache sind erwünscht und werden am Schluß der Arbeit (vor dem Literaturverzeichnis) gebracht.
5. Unbedingt erforderliche Abbildungen finden Aufnahme, wenn gut reproduzierbare Vorlagen eingesandt werden. Graphische Darstellungen und Formelbilder sind sorgfältig zu zeichnen. Die Bildunterschriften sind auf einem gesonderten Blatt beizufügen. Die doppelte Darstellung von Ergebnissen in Abbildungen und Tabellen ist zu vermeiden.
6. Literaturangaben sind am Schluß der Arbeit wie folgt aufzuführen: bei Büchern unter Angabe von Autor (mit Vorname-Initial), Titel, Verlag, Verlagsort und Erscheinungsjahr; bei Zeitschriften-Aufsätzen unter Angabe von Autor (mit Vorname-Initial), Zeitschriftentitel (Abkürzungen nach TGL 20969 „Zeitschriftenkurztitel," April 1969), Bandzahl (unterstrichen), Seitenzahlen (von – bis), Erscheinungsjahr (in Klammern).
7. Für Fachausdrücke gilt die c-Schreibweise (z. B. Calcium, Glucose, Coenzym A usw.). Für die übrige Rechtschreibung ist „Der Große Duden" maßgebend. Die Redaktion behält sich eine redaktionelle Überarbeitung der angenommenen Manuskripte vor; größere Änderungen werden jedoch nur mit Einverständnis des Autors vorgenommen. Von jeder Originalarbeit erhält der Autor kostenlos bis zu 50 Stück Sonderdrucke geliefert. Ein Mehrbetrag wird berechnet. Es wird empfohlen die Kosten vorher beim Verlag zu erfragen.

Zeitschrift „Die Nahrung"

Herausgeber: Der Direktor des Zentralinstituts für Ernährung der Akademie der Wissenschaften der Deutschen Demokratischen Republik.

Verlag: Akademie-Verlag, DDR-108 Berlin, Leipziger Str. 3–4; Fernruf 2236221 oder 2236229; Telex-Nr. 114420; Postscheckkonto: Berlin 35021. Bank: Staatsbank der DDR, Kto.-Nr.: 6836-26-20712.

Chefredaktion: Dr. Ulrich Behnke, Prof. Dr. Max Ulmann (Chefredakteur), Dr. Joachim Voigt.

Anschrift der Redaktion: Zentralinstitut für Ernährung der Akademie der Wissenschaften der DDR, DDR-1505 Bergholz-Rehbrücke, Arthur-Scheunert-Allee 114/116.

Veröffentlicht unter der Lizenznummer 1287 des Presseamtes beim Vorsitzenden des Ministerrates der Deutschen Demokratischen Republik.

Gesamtherstellung: VEB Druckerei „Thomas Müntzer", DDR-582 Bad Langensalza.

Erscheinungsweise: Die Zeitschrift „Die Nahrung" erscheint jährlich in einem Band mit 10 Heften. Bezugspreis je Heft 18,– M (Preis für die DDR: 12,– M); Bandpreis 180,– M zuzüglich Versandspesen (Preis für die DDR: 120,– M).

Bestellnummer dieses Heftes: 1054/21/8.

AN (EDV) 64914

Die Nahrung

Chemie, Biochemie, Mikrobiologie, Technologie, Ernährung

21. Jahrgang 1977 Heft 8

Herrn Professor Dr. habil. MAX ULMANN zum 80. Geburtstag

Am 22. Oktober 1977 begeht M. ULMANN in voller Gesundheit seinen 80. Geburtstag. Wenn auch seit vielen Jahren emeritiert und selbst nicht mehr experimentierend, so ist er der Wissenschaft eng verbunden geblieben; sein literarisches Schaffen ist ihm Bedürfnis.

Diese Zeitschrift, „Die Nahrung", ist von Prof. ULMANN mit geprägt worden. Seit vielen Jahren ist er ihr Chefredakteur. Auch dem Redaktionsbeirat der „Ernährungsforschung" gehört er an. Lange Zeit war er Mitherausgeber dieser Zeitschrift.

M. ULMANN hat im Laufe seines Lebens mehrere wissenschaftliche Werke herausgegeben. Zuletzt war es die Monographienreihe „Handbuch der Stärke in Einzeldarstellungen". Damit ist ihm, dem anerkannten Spezialisten auf dem Gebiet der Stärkeforschung, ein großer Wunsch in Erfüllung gegangen. 14 einzelne Monographien sind bisher erschienen, deren Thematik von der Biosynthese der Stärke bis zur Anwendung der Stärke in den verschiedensten Bereichen der Lebensmittelindustrie, der Kosmetik und Pharmazie und der Medizin reicht.

Der 80. Geburtstag ist uns Anlaß, M. ULMANN Dank zu sagen für seine Jahrzehnte währende erfolgreiche publizistische Tätigkeit und ihm unsere herzlichen Wünsche darzubringen für weiteres Wohlergehen und für weitere erfolgreiche wissenschaftlich-literarische Tätigkeit.

U. BEHNKE
I. KLISCHAT
J. VOIGT
Redaktion

H. HAENEL
Herausgeber

Die Nahrung	21	8	1977	655–663

Biochemische Forschungsabteilung der Lachema,
Werk „Julius Fučík" in Kaznějov bei Pilsen, ČSSR

Zur Wirkung des Kaliumhexacyanoferrats(II) bei der Herstellung von Melasselösungen für die Citronensäuregärung
8. Mitt. Über ein kurzfristiges Kochverfahren und die gerichtete Verteilung des Hexacyanoferrats(II) auf die Lösung und den Niederschlag[1]

H. Leopold, M. Burian, V. Černý und J. Pašek

Es wird eine neue Methode zur Herstellung eines Gärsubstrates aus Melasse beschrieben, das sich bei der Verarbeitung verschiedener Melassen gut bewährt hat. Die mit allen Zusätzen in der Kälte zubereitete Melasselösung wird nur 5–20 min gekocht. Das Kochverfahren kann bei neutraler oder relativ saurer Reaktion arbeiten. Nach dem Kochen wird die Säure mit technischer Lauge oder Ammoniak neutralisiert. Es können anorganische und organische Säuren verwendet werden, solange sie den Produktionspilz nicht schädigen. Während des Kochens kann ein geeignetes Antiseptikum zugesetzt werden, um Kontaminationen besser auszuschalten. Da Melasselösungen fast allgemein mit Kaliumhexacyanoferrat(II) (Hcf) gekocht werden, wird eine bei allen Kochverfahren anwendbare Methode zur Regulierung der Hcf-Anteile in der Lösung und im Niederschlag beschrieben. Die Funktion und Bedeutung dieser Fraktionen für die Citronensäuregärung wird erörtert. Zur Illustration des neuen Kochverfahrens und der Regelung der Hcf-Fraktionen werden Ergebnisse von Gärungsversuchen angeführt, welche in vierteltechnischem und im Betriebs-Masstab durchgeführt wurden.

Jahrelange Erfahrungen haben gezeigt, daß sich verschiedene Melassearten häufig nur mittels besonderer Kochverfahren zu Substraten verarbeiten lassen, welche zufriedenstellende Citronensäureausbeuten gewährleisten. Die seinerzeit ausgearbeiteten Kochverfahren [1, 2] haben wir inzwischen durch ein kurzfristiges Kochverfahren ergänzt, das sich bei der Verarbeitung etlicher Melassen der letzten Zeit gut bewährt hat [3]. Daneben haben wir ein bei der Herstellung von Gärsubstraten allgemein anwendbares Verfahren entwickelt, mittels dessen eine für gute Citronensäureausbeuten optimale Verteilung des Kaliumhexacyanoferrats(II) (Hcf) auf die Lösung und den Niederschlag erzielbar ist [4, 5].

Material und Methoden

1. *Mikroorganismen.* Zu den Gärversuchen wurden Betriebsstämme des Pilzes *Aspergillus niger* verwendet.

2. Das Substrat wurde im Laboratorium, hauptsächlich aber im vierteltechnischen und im Betriebsmasstab hergestellt.

3. Die Gärversuche wurden im Laboratoriums- und Betriebsmasstab durchgeführt.

4. Die analytische Bestimmung des Hcf in der Melasselösung erfolgte nach der früher angegebenen Methode [5], des Formaldehyds mit Dimedon nach Vorländer [6]. Die sehr sensitive und genaue

[1] 7. Mitt. Nahrung **21**, 627 (1977)

Methode zur Bestimmung des Formaldehyds nach CHRASTIL u. a. [7] läßt sich bei Melasselösungen nicht anwenden.

Ergebnisse und Diskussion

Kurzfristige Herstellung des neutralen Melassesubstrats

Wie schon in der Einleitung erwähnt wurde, bewährte sich das nach der kurzfristigen Methode aus gewissen schwer vergärbaren Melassen hergestellte Substrat. Das Prinzip der Methode besteht darin, daß sämtliche Substratbestandteile in kaltem Wasser gelöst werden, worauf die Lösung zum Kochen gebracht und nicht länger als 20 min gekocht wird. So wurden zum Beispiel im vierteltechnischen Maßstab 800 kg Melasse in 660 l Wasser gelöst und 1,46 l Phosphorsäure (sp. G. 1,25), 1,8 l Schwefelsäure (sp. G. 1,565) und 2,0 kg Hcf am besten in Form einer Lösung zugegeben. Das pH der Lösung liegt bei 6,6—6,8. Die Konzentration an Zucker beträgt ca. 32%. Die Lösung wurde unter Rühren mit direktem Dampf zum Kochen gebracht, was 5—20 min erforderte. Nach dem Abstellen des Dampfes wurde mit kaltem, biologisch einwandfreiem Wasser zum Endvolumen von 2640 l aufgefüllt. Diese Lösung enthielt 15% Zucker, ihre Temperatur betrug ca. 55 °C. In diesem Stadium können eventuell weitere Zusätze wie Zinksulfat, Wasserstoffperoxid u. a. erfolgen. Als präventives Antiseptikum für den Gärungsprozess können 0,58 l Formalin (40%) zugegeben werden. Das Substrat wurde in einer Höhe von 8—9 cm in Gärkammern des Betriebes innerhalb von 8—9 Tagen vergoren.

Im Vergleich zu anderen Arten der Melassezubereitung ist hier die Bildung einer enormen Menge eines festen Schaumes auffällig, der jedoch bei der weiteren Verarbeitung des Substrates keine Schwierigkeiten macht. Beim Messen der Substrathöhe läßt sich der Schaum am Ort des Messens mittels eines geeigneten Entschäumers niederschlagen. Beim Einfüllen des Substrates in die Gärschalen bleibt der Schaum im Kochgefäß zurück, er gelangt also nicht auf die Oberfläche der Gärlösung und behindert nicht das Auskeimen der Konidien des Produktionspilzes. Die Bildung des feinen dichten Schaumes ist offenbar ein Indikator für die Entstehung neuer, oberflächenaktiver Stoffe und ist für diese Kochart charakteristisch. Die optimale Hcf-Dosis ist bei diesem Kochverfahren um etwa 20% kleiner als beim alten Kochverfahren.

Da die kurze Kochzeit die Gefahr einer ungenügenden Beseitigung der Kontaminationen erhöht, kann man ein geeignetes Antiseptikum anwenden, das während des Kochens auf die Mikroflora des Mediums weit intensiver einwirkt als bei gewöhnlicher Temperatur, denn die Kombination der chemischen Wirkung des Antiseptikums und der Wärme erhöht seine Wirkung durch Reduktion der Sterilisationstemperatur als auch ihrer Wirkungsdauer. Mit Vorteil läßt sich Ameisensäure verwenden, welche seinerzeit von uns als Präventivmittel gegen bakterielle Kontaminationen im Gärmedium bei 32 °C in einer Konzentration von 0,02—0,03% empfohlen wurde [8]. Wenn man die Ameisensäure in einer Konzentration von 0,02% bezogen auf das Endvolumen der Lösung verwendet, ist diese Konzentration in der kochenden Lösung mit dem halben Volumen etwa doppelt so groß und dementsprechend intensiver. Wir stellten fest, daß die Ameisensäure unter Versuchsbedingungen praktisch nicht flüchtig ist und daß sie nach dem Auffüllen des Mediums auf das Endvolumen in einer Konzentration von ca. 0,02% noch die Funktion eines Antiseptikums während des Gärprozesses erfüllt. Im Falle der Verwendung der Ameisensäure wird die beim oben angeführten Beispiel verwendete Menge Schwefelsäure durch ein Gemisch vn 0,6 l

Ameisensäure (86%) und 1,0 l Schwefelsäure ersetzt, wobei ein pH von 6,6—6,8 erzielt wird. Man kann jedes Antiseptikum verwenden, das durch den Kochprozeß nicht zersetzt wird, nicht flüchtig ist und das Wachstum und die synthetischen Funktionen des Produktionspilzes nicht inhibiert. Formaldehyd läßt sich für diesen Zweck nicht verwenden, da es flüchtig ist und in der Hitze mit Hcf reagiert.

Im folgenden werden die Ergebnisse von Versuchen angeführt, deren Substrate im vierteltechnischen Maßstab gekocht und in der Betriebs-Gärkammer vergoren wurden. Die Kochzeiten variierten von 2—20 min; später wurden meist solche von 10—15 min angewendet. Die zwischen 5 bis 20 min variierten Kochzeiten ergaben praktisch dieselben Resultate (Tab. 1). Die aus derselben Melasse nach dem alten Verfahren nach 8-tägiger Gärdauer erhaltenen Ergebnisse waren 50,7; 53,0 und 54,7% Citronensäure, bezogen auf den eingesetzten Zucker, also weit niedriger, als die in Tab. 1 angeführten Ausbeuten.

Tabelle 1
Ergebnisse der Gärversuche von Substraten, die mittels des kurzfristigen neutralen Verfahrens zubereitet wurden

Kochdauer [min]	Citronensäureausbeuten der einzelnen Versuche [% des eingesetzten Zuckers]
2	61,0
5	67,0 — 65,2 — 72,0
10	66,0 — 67,1 — 70,3 — 69,9 — 71,2
15	63,5 — 68,0 — 66,1 — 78,8 — 61,3 — 65,0
20	65,6 — 69,4 — 66,9 — 63,0 — 76,7

Kürzere Kochzeiten als 5 min sind praktisch ohne Bedeutung, da sie sich im Betrieb schwer einhalten lassen. Im Verlaufe längerer Zeit wurden viele Versuche des kurzfristigen neutralen Verfahrens mit zahlreichen Melassen durchgeführt, wobei die Möglichkeit des Vergleichs mit Substraten bestand, die aus denselben Melassen nach dem alten Verfahren zubereitet worden waren. Manchmal wurden nach beiden Verfahren dieselben Ergebnisse erzielt, in einer größeren Zahl der Fälle jedoch waren die nach dem kurzfristigen Verfahren erzielten Citronensäureausbeuten 60—75%, im Durchschnitt 68%, während sie nach dem alten Verfahren zwischen 50—60% schwankten und im Durchschnitt 55% betrugen.

Kurzfristige Herstellung des sauren Melassesubstrates

Diese Abart des kurzfristigen Verfahrens verwendet ein saures Milieu. Die Melasselösung wird mit einem Mehrfachen der Schwefelsäuremenge angesäuert, die beim neutralen Verfahren zur Einstellung des pH auf 6,6—6,8 erforderlich ist (bei dem im vorigen Kapitel angeführten Beispiel wären die 1,5- bis 6-fachen Dosen 3—12 l). Durch das Ansäuern wird ein pH von 5 und weniger erreicht, je nach der zugegebenen Säuremenge und der Pufferkapazität der Melasse. Wir stellten fest, daß sich ein Teil des Hcf schon bei neutraler Reaktion und erst recht bei saurer zersetzt; deshalb wird die Kochzeit in Gegenwart des Hcf verkürzt. Es wird in folgender Weise verfahren: Die wässerige Melasselösung, die bis auf das Hcf alle Zutaten (auch den Säureüberschuß) enthält, wird zum Kochen erhitzt, das 5—15 min eingehalten wird. Hierauf fügt man, ohne das Kochen zu unterbrechen, rasch die Lösung des Hcf zu und kocht weitere 5 min. Nach Beendigung des Kochens füllt man wie gewöhnlich mit Wasser zum Endvolumen auf und neutralisiert gleichzeitig den Säureüberschuß mit techn. NaOH oder KOH oder Ammoniakwasser auf pH 6,6–6,8; Kalkmilch ist weniger geeignet, da man damit Ca-Ionen, die für manche Stämme *A. niger* schädlich sind, und andere Ionen in die Lösung bringt. Eventuelle Zusätze in die 55 °C warme Lösung und der weitere Gärungsvorgang sind dieselben wie beim neutralen Verfahren.

Statt der Schwefelsäure lassen sich in etwa äquivalenten Konzentrationen Chlorwasserstoffsäure, Salpetersäure, Milchsäure, Citronensäure (auch in Form der 50%igen techn. Säure) und andere allein oder in Kombination verwenden. Es können alle Säuren benutzt werden, welche das Wachstum des Produktionspilzes und seine biochemischen Funktionen nicht beeinträchtigen. Es ist auffällig, daß der Nitrat- bzw. Ammoniak-Stickstoff die Citronensäureausbeute nicht erniedrigt, was der Literatur zufolge gewöhnlich der Fall ist. Die Menge und Dichte des Schaumes sind beim sauren Verfahren geringer als beim neutralen, aber größer als beim üblichen Kochverfahren.

Tabelle 2

Ergebnisse der Gärungsversuche von Melassesubstraten, die nach dem kurzfristigen sauren Verfahren im Betrieb hergestellt wurden

Verwendete Säure	Mehrfaches der Säuremenge, die zur Einstellung des pH auf 6,6–6,8 im Gärmedium erforderlich war	Citronensäureausbeute [% des eingesetzten Zuckers]
Schwefelsäure	1,5 ×	72,3
Schwefelsäure	2,5 ×	72,5
Schwefelsäure	2,5 ×	70,3
Schwefelsäure	3,0 ×	66,1
Schwefelsäure	3,0 ×	77,3
Schwefelsäure	3,5 ×	71,5 (73,3)
Schwefelsäure	4,0 ×	69,2 (79,1)
Schwefelsäure	4,0 ×	68,5 (68,9)
Schwefelsäure	5,0 ×	71,1 (68,5)
Chlorwasserstoffsäure	4,0 ×	72,5
Salpetersäure	4,0 ×	67,8
Milchsäure	4,0 ×	73,9
Citronensäure	4,0 ×	70,0
Techn. Citronensäure	3,0 ×	69,5
Techn. Citronensäure	4,0 ×	71,4

Die in Klammern angeführten Werte stammen von Laborversuchen mit einem anderen Pilzstamm *A. niger*

Die Gärungsergebnisse einiger nach dem kurzfristigen sauren Verfahren im Betrieb hergestellter und daselbst mit dem Betriebsstamm *A. niger* vergorener Melassesubstrate sind in Tab. 2 zusammengestellt. Die in Klammern der Tab. 2 angeführten Werte wurden in Laborversuchen mit einem sehr aktiven, aber auf äußere Einflüsse empfindlichen Pilzstamm erhalten, der auf den nach dem sauren Verfahren hergestellten Melassesubstraten gut wuchs. Es ist dies ein Beispiel dafür, wie nützlich besondere Kochverfahren sein können. Auch in anderen Fällen bewährte sich das saure Kochverfahren recht gut, wobei sich zwischen den geprüften Säuren keine große Unterschiede zeigten. Die Versuche sind gut reproduzierbar und übertreffen mit durchschnittlichen Ausbeuten von 71% Citronensäure die nach üblichen Verfahren hergestellten Substrate (i. Durchschnitt 60% Citronensäure).

Die Regulierung der Konzentration des Hcf in der Lösung

Die Versuche zur Regulierung der Hcf-Konzentrationen in der Lösung wurden im Labor und im vierteltechnischen Maßstab meist unter Anwendung des kurzfristigen Kochverfahrens durchgeführt. Eine Erhöhung der Hcf-Konzentration in der Lösung läßt sich durch Zugabe von Hcf bei Zimmertemperatur bis maximal 55 °C erzielen; unseren Versuchen zufolge reagiert Hcf unter diesen Bedingungen praktisch nicht mit Bestandteilen der Melasse und fällt aus der Lösung nicht aus.

Schwieriger ist das Ausfällen eines Hcf-Überschusses aus der Lösung. Die von CLARK [9] empfohlene Ausfällung mit Zinksulfat ist nach unseren Erfahrungen recht unsicher und schwer reproduzierbar, da sie von verschiedenen Faktoren wie Wärme und Acidität abhängig ist. Das von MINC u. a. [10] beschriebene Verfahren mit Natriumdithionat konnten wir weder in wässerigen noch in Melasselösungen reproduzieren, da das Dithionat mit Hcf überhaupt nicht reagierte, wie aus den unveränderten Hcf-Mengen abgeleitet werden konnte.

Wir arbeiteten deshalb ein Verfahren aus, das auf der Reaktion von Hcf-Ionen mit Formaldehyd beruht und das wir im vierteltechnischen Maßstab erprobten [4]. Nach SCHWARZKOPF [11] zerfallen Hcf-Ionen in wässeriger Lösung beim Kochen zum Teil nach folgenden Gleichungen:

$$Fe(CN)_6^{4-} \rightleftharpoons Fe(CN)_5^{3-} + CN^-$$

$$Fe(CN)_5^{3-} \rightleftharpoons Fe^{2+} + 5\,CN^-$$

Die entstandenen CN^--Ionen werden von HCOH gebunden und das Gleichgewicht in der Richtung des Zerfalls weiterer $Fe(CN)_6$-Ionen verschoben. Der von uns praktizierte Vorgang sei an Hand von Versuchen demonstriert, die in vierteltechnischem Maßstab mit verschiedenen Hcf-Zusätzen bei kurzfristigen neutralen Kochungen durchgeführt wurden. Nach Beendigung des 5—15 min Kochprozesses wurden 1,45 l Formalin (40%) zugegeben, und es wurde gleich weitere 15 min gekocht, worauf mit kaltem Wasser gekühlt und auf das Endvolumen aufgefüllt wurde. Die Menge des verwendeten Formalins ist das 2,5fache jener Menge (0,58 l), die gewöhnlich nach dem Abkühlen als Antiseptikum für den Gärungsprozess zugegeben wird. Durch die Reaktion mit Hcf und eine teilweise Verflüchtigung gehen etwa 3/5 des Formalins

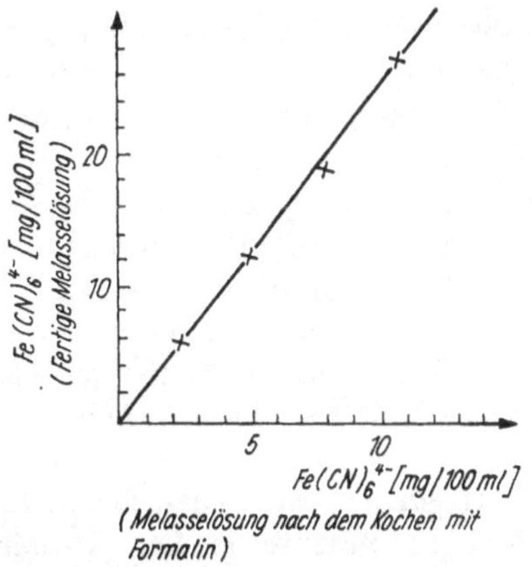

Abb. 1. Abnahme der Konzentration der $Fe(CN)_6$-Ionen in der fertigen Melasselösung durch 15 min Kochen mit Formalin

verloren, während 2/5 (0,58 l) in der Lösung als Antiseptikum für den Gärungsprozeß verbleiben. Die Zusammenhänge zwischen den Konzentrationen der $Fe(CN)_6$-Ionen im fertigen Melassesubstrat und in demselben nach dem Kochen vermittelt Abb. 1.

Beim kurzfristigen sauren Kochen wurde zum Beispiel die 4-fache Schwefelsäuremenge verwendet. Die Lösung wurde 15 min gekocht, hierauf sogleich Hcf in Form einer Lösung zugegeben, 5 min weiter gekocht und anschließend nach Zugabe von 1,45 l Formalin 15 min weiter gekocht. Dann wurde gekühlt und neutralisiert. Die vor dem Kochen mit Formalin in der Lösung vorhandenen 12,9 mg Hcf/100 ml wurden durch HCOH auf 4,9 mg reduziert.

Wenn man eines der übrigen Kochverfahren verwendet und die Konzentration des Hcf in der Lösung erniedrigen will, schließt man an den Kochprozeß eine 15 min Kochung unter gleichzeitigem Zusatz von 1,45 l Formalin (bezogen auf den viertel-technischen Maßstab an und kühlt erst nach deren Beendigung durch Auffüllen mit kaltem Wasser auf das Endvolumen. Ein nach dem alten Verfahren zubereitetes Substrat enthielt 16,5 mg Hcf/100 ml, das durch Kochen mit HCOH auf 8,1 mg reduziert wurde.

In Falle, daß die Formalin-Kochung zu viel Hcf aus der Lösung entfernt, läßt sich der fehlende Betrag durch Zusatz von Hcf in der Kälte ergänzen.

Die gelenkte Verteilung des Hcf auf die Lösung und den Niederschlag

Die Grundlagen für diese Art der Substratzubereitung finden sich in der 7. Mitt. dieser Reihe [5] und sind in Kürze folgende: Verfolgt man die Wirkung steigender Mengen Hcf in einer gekochten Melasselösung, wird zunächst das Eisen mit anderen Schwermetallen ausgefällt. Dann gehen, je nach der Melasseart, kleinere oder größere Hcf-Anteile in den Niederschlag, bis überschüssiges Hcf in der Lösung nachzuweisen ist. Nach der Erreichung dieses Stadiums beginnt die Produktion der Citronensäure, die nach weiteren Zugaben von Hcf bis zur Erreichung eines Maximums fortschreitet, wobei weiteres Hcf sowohl in die Lösung als auch in den Niederschlag übergeht. Die optimale Hcf-Menge in der Lösung hängt, bei einem gegebenen Pilzstamm, von der Art der Melasse und des Kochverfahrens ab. Eine entsprechende Konzentration des Hcf in der Lösung wirkt nur dann optimal, wenn sich gleichzeitig eine genügende Hcf-Menge im Niederschlag befindet.

Von der gesamten in die Melasselösung eingebrachten Hcf-Menge geht beim Kochen der überwiegende Anteil in den Niederschlag, der weit kleinere in die Lösung, wobei die Größe beider Anteile durch die Art der Melasse und des Kochverfahrens bestimmt ist. Bei den üblichen Kochverfahren können Unzulänglichkeiten solcher Art auftreten, daß einer bestimmten Menge Hcf im Niederschlag eine zu kleine oder zu große Menge Hcf in der Lösung entspricht. Beim Kochen der Melasselösung mit steigenden Mengen Hcf kann die Hcf-Konzentration in der Lösung klein und konstant bleiben oder es tritt kein Hcf in der Lösung auf, obwohl seine Menge im Niederschlag zunimmt. Nunmehr können wir jedoch die günstigste Hcf-Konzentration in der Lösung durch Zugabe von Hcf in der Kälte erhöhen beziehungsweise durch Kochen mit Formalin erniedrigen. Manche Melassen erfordern, offenbar zur Entfernung von Inhibitoren, einen größeren Hcf-Anteil im Niederschlag, was sich durch eine größere Hcf-Dosis oder vermittels einer entsprechenden Kochart realisieren läßt; eine gleichzeitige unerwünschte Erhöhung der Hcf-Konzentration in der Lösung läßt sich korrigieren. In Tab. 3 sind die Ergebnisse von Versuchen zusammengestellt, deren

Substrate aus verschiedenen Melassen mittels üblicher Kochverfahren hergestellt wurden (a) und Versuche mit denselben Substraten, deren Hcf-Fraktionen jedoch korrigiert worden waren (b). Es handelt sich um vierteltechnische umd um Betriebs-Versuche. Die durch Striche abgeteilten Versuche sind miteinander direkt vergleichbar.

Tabelle 3

Ergebnisse der Gärungsversuche mit Substraten aus verschiedenen Melassen, die nach üblichen Methoden hergestellt wurden (a) und mit denselben Substraten, deren Hcf-Fraktionen korrigiert worden waren (b)

Versuch Nr.	Art der Substr.-herstellung	Hcf-Menge [mg/100 ml Lösung]				Citronensäureausbeute [% des eingesetzten Zuckers]
		vor dem Kochen	nach dem Kochen	nach dem Kochem m. Formalin	nach Hcf-Zugabe in der Kälte	
1	a—a	26,5	10,9	—	—	50,0
2	b	26,5	10,9	4,5	—	55,3
3	a—n	30,0	3,5	—	—	49,0
4	b	30,0	3,5	—	14,0	56,8
5	a—s	50,0	7,0	—	—	54,3
6	b	50,0	7,0	1,5	—	49,0
7	b	50,0	7,0	1,5	4,0	60,3
8	a—n	100,0	1,9	—	—	48,1
9	b	100,0	1,9	—	5,1	62,3
10	a—s	60,0	10,0	—	—	58,2
11	b	60,0	10,0	3,0	7,0	66,3
12	a—n	90,0	14,5	—	—	56,3
13	b	90,0	14,5	8,1	—	63,0
14	a—n	110,0	2,5	—	—	60,0
15	b	110,0	2,5	—	12,5	65,6
16	b*	110,0	12,5	—	—	64,9
17	a—s	51,0	21,0	—	—	65,9
18	b	51,0	21,0	12,9	—	64,3
19	b	51,0	21,0	—	26,3	66,7

Erläuterungen: Hcf = $Fe(CN)_6$-Ionen; a—s = altes Verfahren; a—n = neues neutrales Verfahren [1]; * kurzfristiges neutrales Verfahren

Aus den Ergebnissen der Tab. 3 ersieht man, daß die optimalen Konzentrationen des löslichen Hcf bei den einzelnen Substraten, je nach der Art der Melasse und des Kochens, verschieden sind, denn sie werden durch die zugehörigen Hcf-Konzentrationen im Niederschlag mitbestimmt. Durch die Korrektur der Hcf-Konzentration in der Lösung (b) läßt sich erreichen, daß die Citronensäureausbeuten höher sind als beim nicht korrigierten Substrat. So wurden bei den Versuchen 1—2 und 12—13 die Hcf-Konzentrationen in der Lösung erniedrigt, ebenso wie bei den Versuchen 6—7 und 10—11; bei letzteren (7 und 11) wurden die zu niedrigen Hcf-Konzentrationen durch nachträglichen Zusatz von Hcf korrigiert. Denselben Eingriff erforderten die Versuche 3—4 und 8—9, bei denen die Hcf-Konzentrationen von vornherein zu niedrig waren. Die Versuchsserie 14—16 zeigt, daß ein Mangel an Hcf in der Lösung entweder durch Zusatz von K-Hcf in der Kälte (Vers. 15) ergänzt oder daß die optimale Hcf-Konzentration in der Lösung von vornherein durch ein geeignetes Kochverfahren (Vers. 16) sichergestellt wird. Bemerkenswert sind die Versuche 17—19, bei denen eine sogenannte stumpfe Melasse verarbeitet wurde. Diese ist dadurch gekennzeichnet, daß ein sehr breiter Konzentrationsbereich des Hcf in der Lösung (hier 12,9; 21,0 und 26,3 mg Hcf/100 ml) praktisch ohne Wirkung auf die Citronensäureausbeuten ist. Die genannten Hcf-Konzentrationen in den Melasselösungen der drei Versuche wurden bei Versuch 17 durch den Kochprozeß als solchen, bei Versuch 18 durch Reduktion der ursprünglichen Hcf-Menge und bei Versuch 19 durch Zugabe von K-Hcf in die Lösung erreicht.

Einen bestimmten Pilzstamm vorausgesetzt, erfordert jede Melasseart eine ihrer Individualität angepaßte Methode der Substratzubereitung, die nunmehr noch durch die Regelung der Verteilung der Hcf-Konzentrationen auf die Lösung und den Niederschlag vervollständigt werden kann.

Summary

H. LEOPOLD, M. BURIAN, V. ČERNÝ and J. PAŠEK: The effect of potassium hexacyanoferrate(II) in the preparation of molasses solutions for citric acid fermentation. Part 8. On a short time cooking process and the directed distribution of hexacyanoferrate(II) between solution and precipitate

A method is described for the preparation of a fermentation solution from molasses, which gave good results when processing different samples of molasses. The molasses solution prepared with all ingredients at room temperature is boiled during 5–20 min only. The boiling process may be performed in a neutral or acid medium. Afterward the acid is neutralised by technical sodium or potassium hydroxid or by ammonia. There may be used inorganic or organic acids which are without any deleterious effect on the production mould. During the boiling process there may be administered a suitable antiseptic for the exclusion of contaminants. As molasses solutions are almost generally boiled with potassium hexacyanoferrate(II) (hcf) there was developed a method applicable to all boiling processes for the regulation of the convenient amounts of hcf in the solution and in the precipitate. The function and the importance of the hcf-fractions for the citric acid fermentation are discussed. To illustrate the new boiling process and the regulation of the hcf-fractions results of fermentation experiments are presented which were performed in a quarter-technical and in an industrial scale.

Резюме

Х. Леопольд, М. Буриан, В. Церни и Й. Пасек: К действию гексацианоферрата (II) калия при получении растворов патоки для лимоннокислого брожения. Сообщ. 8. О краткосрочном способе варьки и направленном распределении гаксацианоферрата(II) между раствором и осадком

Описывается новый способ получения ибродильного субстрата из патоки, который себе хорошо оправдал при переработке различных видов патоки. Подготовленный со всеми добавками на холоду раствор патоки варится только 5—20 минут. Способ варьки возможен в нейтральной и сравнительно кислой среде. После варьки кислота нейтрализуется технической щелочью или аммиаком. Возможно использование как неорганических кислот так и органически кислот если они не отрицательно действуют на прогзводственную культуру гргба. Во время варьки возмоно допавление подходящего антисептика для исключения загрязнения. Поскольку растворы патоки почти всегда принято варить с гексацианоферратом(II) (гцф) описывается допустимый для всех способов варьки метод регулирования доли гцф в растворе и осадке. Функция и значение этих фракций при лимоннокислом брожении обсуждаются. Для иллюстрации новоro способа варьки и регулирования гцф-фракций приводятся результаты опытов по брожению, произведенных в полутехнических и производственных мастрабах.

Literatur

[1] LEOPOLD, H., u. Z. VALTR, Nahrung 13, 11 (1969).
[2] LEOPOLD, H., D. CAISOVÁ u. J. BASTL, Nahrung 13, 681 (1969).

[3] LEOPOLD, H., M. BURIAN, V. ČERNÝ u. J. PAŠEK, Tschechoslow. Pat. Anmeldung PV 6616—76.
[4] LEOPOLD, H., M. BURIAN, V. ČERNÝ u. J. PAŠEK, Tschechoslow. Pat. Anmeldung PV 6750—76.
[5] LEOPOLD, H., u. M. BURIAN, Nahrung **21**, 627 (1977).
[6] VORLÄNDER, D., Z. analyt. Chem. **77**, 324 (1929).
[7] CHRASTIL, J., u. T. WILSON, Biochem. **63**, 202 (1975).
[8] LEOPOLD, H., u. Z. VALTR, Tschechoslow. Pat. 91 768 (1959).
[9] CLARK, D. S., Ind. & Engin Chem. Prod. Res. Devel. **1**, 59 (1962).
[10] MINC, E. S., L. F. IVANOVA, E. I. GORBATAJA, O. M. KANDEL, Sovjet. Pat. 455 992 (1975).
[11] SCHWARZKOPF, F., Chem. Zentralhalle **83** (II/4), 1536 (1912).

Doz. Dr. Ing. H. LEOPOLD, Ing, M. BURIAN, Ing. V. ČERNÝ und J. PAŠEK, Lachema, Werk „Julius Fučík", 331 51 Kaznějov b. Pilsen, ČSSR

Eingegangen 7. 12. 1976

Die Nahrung	21	8	1977	665–672

Department of Dairy and Food Technology, College of Agriculture,
University of Baghdad, Iraq

Proliferation of and toxin formation by *Staphylococcus aureus* in skimmed and acidified milk as related to different heat treatments and incubation temperatures

ABDUL AMIR A. AL-TALIBI

This study was carried out in an attempt to minimize the total population of *St. aureus* in skimmed and acidified milk and henceforth to avoid the endotoxin formation in milk and milk products prior to manufacturing. Different heat treatments and incubation temperatures were used for normal and acidified milk. The following results were obtained:

1. The activated cells received a lethal effect. The surviving cells greatly depended upon incubation temperatures. The recovery was most suitable at low temperatures and it was relatively disturbed at higher incubation temperatures.
2. The lag phase continued for a long time prior to cell division.
3. The proliferation gave sigmoidal curves at all heat treatments.
4. A gradual decline was found in N-values. However, compared with those of the control, a high number of cell divisions took place at low incubation temperatures (25 and 30 °C). The rate of proliferation was low in all treatment cases.
5. The coagulase positive reactions showed great variations in time intervals. Low degree of firmness of blood plasma coagulation was obtained at incubation temperatures of 25, 30 and 45 °C, whereas the highest degree was obtained at 37 °C.
6. All above results were almost identical when experiments were performed on both acidified and normal milk with a pH 6.8.

Introduction

Most milk produced in rural areas in Iraq at the present time is either home-prosessed or delivered to receiving stations where it is picked up for commercial processing. Milk which is used in making cheese in rural areas is not heat-treated provious to manufacturing because farmers utilize microorganisms present in raw milk (especially those forming lactic acid) as a means of changing the level of ions with the help of rennin used in coagulation of milk casein. As a result, other organisms such as *St. aureus* become an important source of toxicity in the products (STEYN, 1969), hence many cases of severe diarrhoea have been reported by consumers.

Milk which is delivered to receiving stations is also known to be contaminated since it usually sits for long periods of time before it is picked up.

The high incidence of contamination of raw milk with *St. aureus* is due to:

1. Lack of suitable method of treating milk directly after milking.
2. Delay in delivering raw milk to the receiving stations which leads to spoilage in milk and its products.

3. Lack of sanitary measures in stables which often lead to bovine mastitis and hence to milk contamination. FORBES (1969) reported that the passage of *St. aureus* through bovine teat canal in residual milk is rare, hence most contamination would be from the outside.

This work is concerned with the effects of different heat tratments on *St. aureus* in relation to different incubation temperatures.

The purpose of this work is to find out:

1. The exact heat treatments which are lethal to this organism.
2. The incubation temperatures at which the recovery of the cells would be disturbed.
3. The temperatures at which the endotoxin formation is blocked.
4. The level of acidity associated with both heat treatment and incubation temperatures which serve as a preservative without changing the chemical make-up of milk.

Materials and Methods

1. Test Organism

A strain of *St. aureus* was obtained from the Veterinary Laboratory in Abu-Ghraib. It was isolated from cows infected with bovine mastitis. Its pathogenicity was tested on blood agar medium and was found to be beta-hemolysis reaction.

A coagulase positive reaction was also found with blood plasma within 1 h of incubation at 37 °C (Difco-manual, 1948). In addition it gave positive results when applied to the tests reported by BERGEY (1957). This organism was reactivated on nutrient agar slant at 37 °C for 24 h and was used to inoculate 150 ml of sterilized nutrient broth and used as a main activated culture in this work.

2. Preparation of Skimmed Milk

Whole milk was centrifuged to eliminate the fat content. 200 ml of skimmed milk were placed in each of a triplicate of Erlenmeyer flasks and then sterilized at 90 °C for 20 min for three sequential days (DEMETER, 1952).

The pH of skimmed milk was adjusted to 6.8. Then it was inoculated with 0.2 ml of activated cells at 37 °C and heat-treated by placing the flasks in a rotary water bath at 50, 55, 60, and 65 °C respectively. The organisms were kept at above temperatures for 30 min. After these treatments, each flask triplicate was incubated at 25, 30, 37, and 45 °C for recovery and proliferation of the treated cells.

3. Preparation of Acidified Skimmed Milk

The pH of triplicate of flasks of 200 ml skimmed milk were reduced to 6.4, 6.2, 6.0, 5.8, 5.4, 5.2, and 5.0 by adding a standard lactic acid solution. Each triplicate was treated as previously and then subjected to the heat treatment.

4. Proliferation of St. aureus

After the heat treatment, each triplicate of flasks of skimmed and acidified milk were incubated at 25, 30, 37, and 45 °C for recovery and proliferation of the cells. 1 ml was taken every 10 h from each treatment. A series of dilutions was made according to the method of ROBERT KOCH. From each dilution 1 ml is taken and introduced into sterilized plates using nutrient agar as a medium. All plates were incubated at the above incubation temperatures for 5 days. The numbers of colonies were compared with those not subjected to heat treatments (control).

The proliferation of surviving cells followed the fundamental law of biological reaction which was established by JANOSCHEK (1957), this law summerizes the rate of proliferation time which is equal to $1/T$; one representing the maximum rate of proliferation at 63.5% and equal to unity in the logarithmic phase and (T) representing the time of proliferation at the previous point. When the experimental points of proliferation were applied sigmoidal curves were obtained.

5. Qualitative test of endotoxin

A sample was taken from each flask triplicate every 10 h for the determination of endotoxin formation. This sample was heated at 70 °C for 30 min in order to kill the cells and release the endotoxin. The casein of the sample was precipitated by adding a few drops of standard lactic acid solution. 1 ml of whey was taken and added to 1 ml of rehydrated coagulase plasma (imported from sycco, Sylvana, Millburn, N.J., U.S.A.) for staphylococcal-coagulase determination. The test tubes were incubated at 37 °C for 1 h, within this time the coagulation of blood plasma must take place. Negative results were designated by(−) and positive results by (+), (++), (+++) according to the degree of firmness of coagulation.

Results and Discussion

The inoculated and activated cells were affected by the heat treatments depending on the incubation temperatures as can be seen in Table 1.

Table 1
Percentage of dead and surviving cells at different heat treatments and incubation temperatures

Incubation temps. [°C]	Heat treatments [°C]	Dead cells [%]	Surviving cells [%]	Inoculated cells [ml⁻¹]
25	50	22.0	78.0	$3.7 \cdot 10^5$
	55	45.0	55.0	$4.0 \cdot 10^5$
	60	71.0	29.0	$4.1 \cdot 10^5$
	65	88.0	12.0	$3.8 \cdot 10^5$
30	50	33.3	66.7	$3.0 \cdot 10^5$
	55	50.1	49.9	$3.7 \cdot 10^5$
	60	82.0	18.0	$3.5 \cdot 10^5$
	65	90.0	10.0	$3.6 \cdot 10^5$
37	50	55.2	44.8	$3.9 \cdot 10^5$
	55	70.0	30.0	$4.0 \cdot 10^5$
	60	89.5	10.5	$4.0 \cdot 10^5$
	65	100	—	$4.0 \cdot 10^5$
45	50	85	15	$4.2 \cdot 10^5$
	55	92	8	$4.0 \cdot 10^5$
	60	97	2	$4.4 \cdot 10^5$
	65	100		$3.9 \cdot 10^5$

It is seen from Table 1 that a gradual decline in cell number is obtained as the heat treatments increased. More specifically at 60 and 65 °C (at all incubation temperatures) the most lethal effect took place. This is due to the fact that the net effect of increasing temperatures is to speed up the chemical reaction. This physical phenomenon occurs not only in the synthesis of protoplasm and in the generation of energy, but also in the destruction of cell protein (OGINSKY et al., 1959).

The amount of surviving cells depended on the range of incubation temperatures, where incubation temperatures of 25 and 30 °C and heat treatments of 50 and 55 °C were the most suitable for recovery, incubation temperatures of 37 and 45 °C and heat treatments of 60 and 65 °C were the least suitable ones.

By determining cell-population every 10 h and applying the fundamental law of biological reaction (JANOSCHEK, 1957) it was noticed that the time interval for growth and recovery in comparison to the control experiments depends on incubation temperatures, whereas the lag phase took a long time prior to cell division as seen in Table 2.

At certain incubation temperatures the surviving cells grow very slowly as they were affected by the heat treatment and hencefore their enzymatic processes were

Table 2
Lag phase times for *St. aureus* at various heat treatments and incubation temperatures

	Incubation temperatures [°C]			
	25	30	37	45
Heat treatments [°C]	Lag phase [h]			
Control	3	2	2	2
50	8	12	10	38
55	25	18	18	52
60	27	28	32	60
65	47	42	—	—

operating at very low rate (OGINSKY et al. 1959) comparing these reactions with the control which was not subjected to the heat treatments. The variations in the lag phase times affected the level of proliferation rate and the value of N (which represents the total population at the end of proliferation (120 h) and equals to 100%) especially at heat treatments of 60 and 65 °C and at incubation temperatures of 37 and 45 °C (Figures 1—4 respectively). The data of these figures are summerized in Table 3.

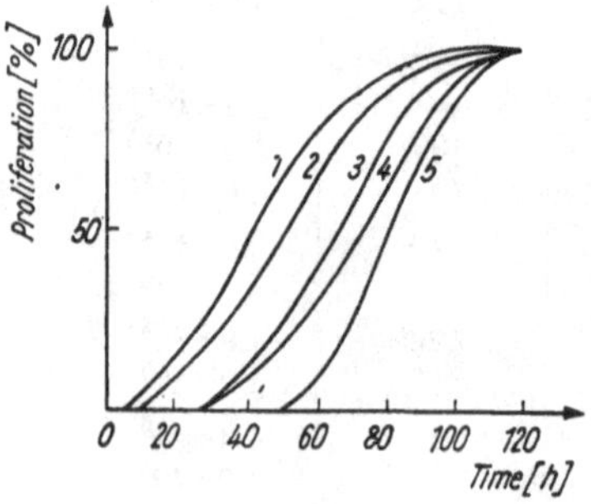

Abb. 1.

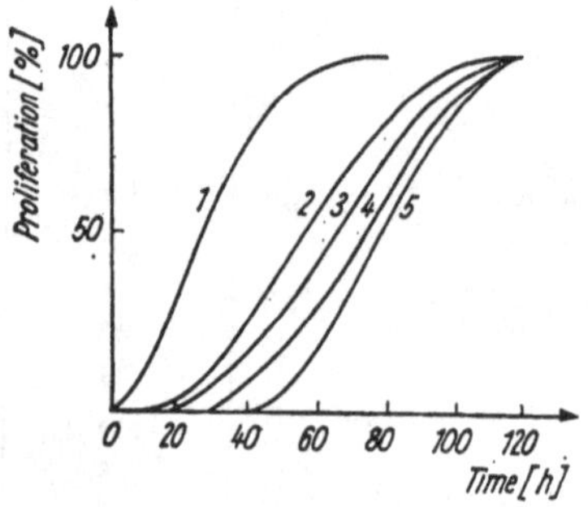

Abb. 2.

Fig. 1. Proliferation of *St. aureus* in skimmed milk at 25 °C
(1 = Control; 2 = Heat treatment 50 °C; 3 = Heat treatment 55 °C;
4 = Heat treatment 60 °C; 5 = Heat treatment 65 °C)
Fig. 2. Proliferation of *St. aureus* in skimmed milk at 30 °C (Explanations see Fig. 1)

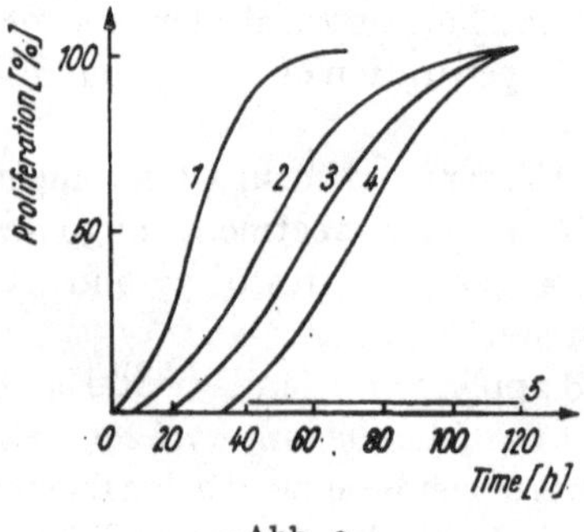

Abb. 3.

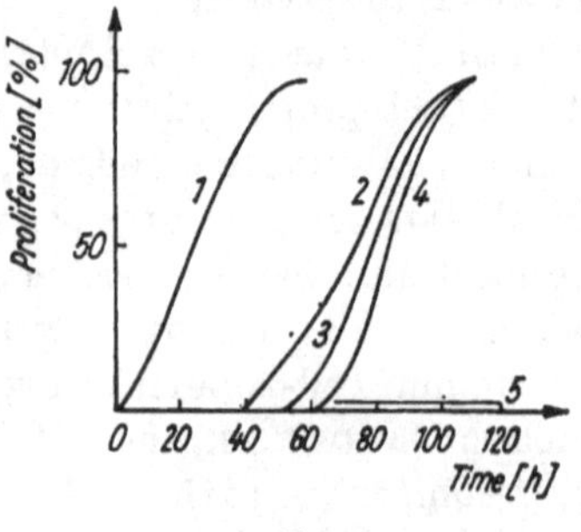

Abb. 4.

Fig. 3. Proliferation of *St. aureus* in skimmed milk at 37 °C (Explanations see Fig. 1)
Fig. 4. Proliferation of *St. aureus* in skimmed milk at 45 °C (Explanations see Fig. 1)

Table 3
Total population of *St. aureus* and the rate of proliferation at different heat treatments and incubation temperatures during an incubation time of 120 h

Heat treatment [°C]	Incubation temperatures							
	25 °C		30 °C		37 °C		45 °C	
	NV(M)	RP	NV(M)	RP	NV(M)	RP	NV(M)	RP
Control	120	0.0200	150	0.0375	240	0.0334	300	0.0323
50	460	0.0166	560	0.0154	210	0.0182	$3 \cdot 10^5$	0.0123
55	380	0.0135	420	0.0135	160	0.0145	$4 \cdot 10^5$	0.0120
60	250	0.0120	300	0.0122	120	0.0127	$8 \cdot 10^4$	0.0112
65	150	0.0114	250	0.0118	—	—	—	—

NV(M) = N-value in millions; RP = Rate of proliferation

In this Table a large recovery of cells took place in total population at incubation temperatures of 25 and 30 °C in comparison with the control (which received no heat treatments), but a gradual decrease in value of N was noticed as the heat treatments increased. On the other hand the rate of proliferation decreased at all incubation and heat treatments, whereas at incubation temperatures of 37 and 45 °C and at all heat treatments there was a noticeable decrease in value of N and also in the rate of proliferation compared with control values; because the recovery of the cells was too slow and the heat processes were lethal factors for the cells, where at heat treatment of 65 °C there was no proliferation to be mentioned.

Table 4
The coagulase reactions of blood plasma with bacterial suspension at different heat treatments and incubation temperatures

Time [h]	Incubation temperature 25 °C				Time [h]	Incubation temperature 30 °C			
	Heat treatment [°C]					Heat treatment [°C]			
	50	55	60	65		50	55	60	65
30	+	–	–	–	20	+	–	–	–
40	+	+	–	–	30	+	+	–	–
60	+	+	+	–	70	+	+	+	–
90	+	+	+	+	80	++	++	++	–
120	+	+	+	+	90	++	++	+	+
					120	+++	+++	+	+

Time [h]	Incubation temperature 37 °C				Time [h]	Incubation temperature 45 °C			
	Heat treatment [°C]					Heat treatment [°C]			
	50	55	60	65		50	55	60	65
20	+	–	–	–	50	–	–	–	–
30	+	+	–	–	100	–	–	–	–
40	++	+	–	–	110	+	+	–	–
50	++	++	+	–	120	+	+	–	–
80	+++	++	+	–					
100	+++	+++	+	–					
110	+++	+++	++	–					
120	+++	+++	++	–					

The reaction of blood plasma with whey bacterial suspension showed variations in time interval for the coagulase positive tests depending mostly upon the number active and recovered cells and also on both heat processes and incubation temperatures as shown in Table 4.

According to the coagulase reactions of blood plasma it has been noticed that at 25 °C incubation temperature the firmness was too low and first appeared after 30 h and continued so till the end of proliferation, in spite of the fact that N-value at this temperature was very high. It seems that the cells were highly inactive.

At 30 °C incubation temperature, the firmness began to be higher within 80 h and more so in 120 h but weak at 60 and 65 °C heat treatments. The incubation temperatures 30 and 37 °C are regarded as very critical because the toxicity was too high and showed a greater degree of firmness in 80 h and alo at heat treatment 60 °C which first appeared in 70 and 50 h respectively and no sign of toxicity at heat treatment of 65 °C. Whereas at 45 °C incubation temperature and in spite of a low N-value the first sign of toxicity appeared in 110 h and no toxicity in 60 and 65 °C heat treatment.

The firmness of blood plasma indicates the amount of endotoxin released after killing the cells at 70 °C for 30 min. MUELLER (1969) has quantitatively determined the toxicity of *St. aureus* at about 25 mg/g of nutrient. In this work the toxicity was determined qualitatively as the number of active cells/ml depending upon incubation and heat processes as seen in Table 5.

Table 5
Number of cells required to cause the toxicity in milk

Incubation temps. [°C]	Degree of firmness	Number of cells/ml required
25	+	$1-500 \cdot 10^6$
	+	$1-15 \cdot 10^6$
30	++	$16-120 \cdot 10^6$
	+++	$121-450 \cdot 10^6$
	+	$1-30 \cdot 10^6$
37	++	$31-149 \cdot 10^6$
	+++	$150-350 \cdot 10^6$
45	+	$4 \cdot 10^5$

HAMMER et al. (1957) and AL-TALIBI (1972) proved that the toxin is heat resistant up to 100 °C for 1 h and there is not any denaturation of toxin composition and the effect of toxin is not removed by heat treatment.

The H^+-concentrations at pH 6.4, 6.2, and 6.0 associated with heat treatments showed almost the same reactions concerning the proliferation of *St. aureus* and also the firmness of toxicity as the data were compared with those in Tables 3 and 4. AL-TALIBI (1972) proved that this organism is high acidity tolerant down to pH 3.6 in synthetic media, because at this point of actual acidity the cells could show proliferation and also a low level of firmness of toxicity. AL-SHAIKHLY (1968) proved that high level of acidity will affect the growth of exotoxinproducing organism.

In skimmed milk having a pH ranging from 5.8 down to 5.0, the casein content precipitated as a result of high temperatures and high level of actual acidity, therefore these flasks were discarded from this experiment.

Conclusion

In order to avoid toxicity and a great population of *St. aureus* in raw milk, it is adviced that the data of Table 6 should be used prior to manufacturing or using it as a liquid and/or delivery to the receiving stations.

Table 6

Heat treatment [°C]	Incubation temperature [°C]				Maximum waiting time [h] respectively			
50	—	—	—	45	—	—	—	100
55	25	30	37	45	30	20	20	100
60	25	30	37	45	40	30	40	120
65	25	30	37	45	60	80	50	120

According to these data maximum population were not obtained except at heat treatment of 60 and 65 °C and incubation temperature of 45 °C.

It is suggested in this study not to acidify the milk at any level of pH in order to avoid the toxicity or to minimize the maximum population.

Zusammenfassung

ABDUL AMIR A. AL-TALIBI: Vermehrung von und Toxinbildung durch *Staphylococcus aureus* in entrahmter und angesäuerter Milch bei verschiedenen Hitzebehandlungsarten und Inkubationstemperaturen

Die Arbeit behandelt das Problem der Keimzahlverringerung von *St. aureus* in entrahmter und angesäuerter Milch und damit die Vermeidung der Endotoxinbildung in Milch und Milchprodukten vor der Verarbeitung. Unterschiedliche Hitzebehandlungen und verschiedene Inkubationstemperaturen wurden für beide Sorten Milch benutzt. Folgende Ergebnisse werden festgestellt:

1. Die aktivierten Zellen bekommen einen lethalen Effekt, und die Anzahl der überlebenden Zellen ist meist abhängig von den Inkubationstemperaturen. Die niedrigen Temperaturen sind für die Widergewinnung der Zellen besser geeignet, während die hohen Temperaturen relativ störend wirken.
2. Die lag-Phase dauert lange, bis die Zellteilung einsetzt.
3. Die Vermehrung ergibt sigmoide Kurven bei allen Hitzebehandlungen.
4. Die N-Werte zeigen eine allmähliche Abnahme. Im Vergleich zu denen der Kontrolle findet jedoch eine große Zahl von Zellteilungen bei niedrigen Temperaturen (25 und 30 °C) statt. Die Geschwindigkeit der Vermehrung ist in allen Fällen langsam.
5. Die Coagulase-positiven Reaktionen zeigen große Variationen in Zeitintervallen. Die Festigkeit der Blutplasmagerinnung ist gering bei Inkubationstemperaturen von 25, 30 und 45 °C, dagegen hoch bei 37 °C.
6. Alle erwähnten Resultate sind bei Durchführung der Experimente mit entrahmter und angesäuerter Milch sowie einem pH-Wert von 6,8 annähernd homolog.

Резюие

Абдуль Амир А. Аль-Талиби; Размножение *Staphylococcus aureus* и образование ими токсинов в обезжиренном и подкисленном молоке при различных способов тепловой обработки и температур инкубации

Работа посвящена проьлеме уменьшения количества *St. aureus* в снятом и подкисленном молоке и, тем самым, избеганию образования эндотоксинов в молоке и молочных продуктах перед переработке. Были использованы различные способы тепловой обработки и различные температуры инкубации. Получены следующие результаты.

1. Активированные клетки приобретают летальный эффект, и количество переживаемых клеток зависит чаще всего от температуры инкубации. Низкие температуры более пригодны для обратного получения клеток, в то время как высокие температуры сравнительно мешают.
2. Лэг-фаза продолжается до наступления разделения клетки.
3. Размножение происходит по сигмоидальной крывой при всех условиях температурной обработки.
4. Величина и постепенно снижается. По сравнению с контролем при низкой температуре (25 и 30°) имеет место большое количество разделений клеток. Скорость размножения во всех случаях медленна.
5. Положительные реакции коагулазы широко варьируют в промежутках времени. Прочность свертывания сыворотки крови при температуре инкубации в 25, 30 и 45 °C низкая, а при 37 °C высокая.
6. Все упомянутые результаты проведения опытов на снятом и подкисленном молоке примерно одинаково и показывают величину pH 6,8.

References

Al-Shaikhy, J. S., and Y. Z. Ishac, The Iraqi J. Agric. Sci. 3 (2) 62–72 (1958).

Al-Talibi, A. A., A Study on the Proliferation of *St. aureus* in Skim Milk at Different Temperatures and the Effect of Various NaCl Concentrations and pH-Ranges on this Proliferation in Synthetic Media. Vol. I, 1st Sci. Conference Sci. Res. Foundation, Baghdad, March 25–30, p. 117–124 (1972).

Bergey's Manual of Determinative Bacteriology (1975), 7th Ed., Baillivere, Tindall and Cox Ltd., London.

Demeter, K. J., Bakteriologische Untersuchungsmethoden der Milchwirtschaft, Eugen Ulmer, Stuttgart 1952.

Difco Manual Microbiological and Clinical Laboratory Procedures, 8th Ed., Detroit I, Michigan, U.S.A. 1948.

Forbes, D., J. Dairy Res. 35, 399 (1968).

Hammer, B. W., and J. B. Frederick, Dairy Bacteriology, 4th Ed., New York, N.Y., John Wiley and Sons, Inc. 1957.

Janoschek, A., Stat. Vierteljahrschrift 10 (1/2), 204–211 (1957).

Mueller, F. J., Alimenta 8 (4), 93–95 (1969).

Noevak, E. K., and T. Deak, Acta Microbiol. Acad. Sci. Hung. 17, 1–12 (1970).

Oginsky, E. L., and W. W. Umbreit, An Introduction to Bacterial Physiology, 2nd Ed., W. H. Freeman and Co., San Francisco and London 1959.

Steyn, D. G., Vitalstoffe Zivilisationskrankheiten 14 (2), 66–69, (3), 123–124 (1969).

Dr. A. Amir Al-Talibi, University of Baghdad, College of Agriculture, Abu Ghraib, Iraq

Eingegangen 13. 1. 1977

Die Nahrung	21	8	1977	673–684

Dairy and Food Industries Department, Faculty of Agriculture,
Al-Azhar University, Cairo, A.R. Egypt

Chemical composition and organoleptic properties of Ras cheese, made under different technological conditions

A. F. M. El-Erian, H. A. Hashem and A. M. Abo-El-Heba

The present studies have been performed with a view to the modification and shortening of the process of ripening. To shorten the duration of ripening and to increase the development of aroma and flavour substances, a rennet paste, lipase and cheese hydrolysate, alone or in combination, were added. To accelerate fat hydrolysis, either the milk or the cream was homogenized prior to processing. The water, salt, fat, total acid, total nitrogen, soluble nitrogen and volatile fatty acid contents as well as the pH value and the formol number were determined in fresh cheese and throughout the ripening process (after 15, 30, 60, 90, 120 and 180 days). Furthermore, the products were organoleptically evaluated. The results obtained with the various experimental variants are discussed.

Cheese ripening is a complicated process. It involves several biochemical changes including the fermentation of lactose, the degradation of the proteins, and the hydrolysis of fat. All these processes result in the gradual change in the cheese curd from toughness to mellowness and in the development of the aroma and taste which together constitute the typical cheese flavour. Earlier workers have shown that the breakdown of casein during the ripening proceeds under the influence of rennet enzymes, bacterial enzymes and the enzymes present in the original milk. As a result of these processes a complex mixture of polypeptides (proteoses, peptones), amino acids, amines and ammonia is formed. Cheese fat is also subject to the effect of lipolytic enzymes either from the original milk or produced by the cheese flora.

Ras cheese was produced originally in Greece where it is known as „Cephalotyre" cheese. It is also a close type to Caskawal cheese. In Egypt the names „Romy" and „Ras" are commonly used. This cheese is the most popular type of the hard cheese varieties known in Egypt. Its popularity is mainly due to its manufacturing simplicities and its characteristic pungent flavour that suits the Egyptian taste.

This work was designed to obtain more basic information as to the chemistry of the ripening process of Ras cheese. Some trials were included to enhance the cheese ripening. In this respect use was made of the following enzymes and their mixtures: Rennet paste, lipase and a cheese hydrolyzate. Homogenization of the milk or the cream was included in the study as a trial to intensify the fat hydrolysis. Different trials were carried out, including the combination of the different used factors mentioned above. The following abbreviations are used throughout the whole study:

(C) = Control experiment where Ras cheese was made out of heat treated Buffaloes'milk in the usual way without any additions or modifications.

(R) = Ras cheese made as mentioned above in (C) except for using a Rennet paste instead of the usual rennet.

(RH) = Ras cheese from homogenized milk with Rennet paste as a rennet substitute.

(RHL) = Ras cheese made from milk and homogenized cream plus the addition of Rennet paste, commercial lipase and a cheese hydrolyzate.

Different cheeses were analysed for its moisture, salt, pH, acidity, total nitrogen, soluble nitrogen, formol number, fat and total volatile fatty acids. Analysis of the cheeses was carried out at the fresh stage and at the ages of 15, 30, 60, 90, 120 and 180 days. Organoleptic properties were tested at the same intervals. The proposed scoring table of NELSON et al. [11] was applied.

Materials and Methods

Milk

Whole Buffaloe's morning milk was obtained from the Mostored Experimental Farm, Faculty of Agriculture, Al-Azhar University. Casein to fat ratio of such milk was standardized to approximately 0.7. The milk was flash pasteurized at 173 °F and instantly cooled to 90 °F.

Rennet

Rennet powder was obtained from Chas Phizer & Co., Inc. New York, U.S.A. Rennet paste was prepared from the fourth stomach of a butchered, 2 weeks old, milk fed calf. It was cut to small cubes and then milled. The milled fourth stomach plus its coagulated milk were soaked in 1 l 15% NaCl brine and left in the refrigerator for one week. The mixture was daily mixed and rotated. The filtrate of the final mixture was used in Ras cheese manufacturing at the ratio of 10 ml/45 kg of milk.

Lipase

Commercial lipase, Light and Co., England, was used after being mixed with Rennet paste. From the lipase 4 g were used per 100 kg of milk.

Homogenization

Pasteurized Buffaloe's milk was cooled to 150 °F and homogenized at the pressure of 2000 p.s.i. In other experiments 20% fat pasteurized cream was homogenized at 2000 p.s.i. and then added to the milk prior to cheese manufacturing.

The hydrolyzate

Two samples of Ras cheese of good quality were analysed for its flora. Out of the dominating type fifty strains were isolated and checked for its ability to protein hydrolysis. One typical strain that possessed a very strong protein hydrolysing character was used for the preparation of the hydrolyzate. The following tests were carried out to identify the strain:

- Morphology test for GRAM stained organisms (+).
- Catalase test (−).
- Formation of acid (+) and CO_2 (−) from glucose [1].
- Growth at 10 °C (+) and 45 °C (+) [15].
- Growth at pH 9.6 (+) [16].
- Survival at 63 °C for 30 min (+) [17].
- Action on litmus milk (+) [18].
- Production of acid from glycerol under anaerobic conditions (−) [6].
- Ability to tolerate methylene blue, 0.1% in milk [+] [13].
- Salt tolerance in the presence of 2 (+), 4 (+), 5 (+), and 6.5 (+) % NaCl [10].
- Gelatin liquefaction (+) [5].
- Hydrolysis of arginine (−) [12].
- Carbohydrate oxidation (−) and fermentation (+) [8].

The strain was grown in sterilized skim-milk in a shaker for 15 days at 30 °C. Soluble protein was measured throughout the growth. The growth was stopped when the soluble nitrogen level reached its maximum. The milk was freezed at −20 °C for 24 h and then thawed for 12 h at room temperature. This was repeated four times. Finally the milk was filtered. The filtrate was added to the cheese curd n the vat at the rate of 1 l per 100 kg of milk after removing the whey.

Cheese manufacture

The procedure followed by ABD-EL-TAWAB et al. [2] for making Ras cheese was adopted. 1% of lactic acid starter (*Str. lactis* and *Str. thermophilus* 1:1) was added to pasteurized milk at 90 °F, mixed well and left to develop acidity up to 0.19%. The rennet was dissolved in cooled 5% NaCl solution, 25 g of rennet per liter. The prepared rennet was added at the proportion of 100 ml per 100 kg of milk. After coagulation the curd was cut vertically and horizontally with cheese knives and the temperature was raised to 113 °F in 15 min. Curd was held at that temperature for 30 min and whey was drained to the level of the curd (acidity 0.14%). Salt was added 2 kg per 100 l of milk used and the curd was stirred in the brine solution for 15 min. Finally, the remaining whey was drained completely and the curd was cooled, moulded and pressed with about 160 lbs for the first 2 h. Pressing was continued overnight after increasing the weights to 1000 lbs. Cheese mould was then dried and resalted by rubbing dry salt on both sides. The salting process lasted for 12 days and then the cheese was waxed and ripened at 60 °F for 6 months.

Moisture, salt, total nitrogen, acidity, fat, pH, soluble nitrogen, formol number and total volatile fatty acids determinations were carried out according to EL-ERIAN et al. [3].

Results and Dicsussion

Moisture

In agreement with literature recordings, the moisture content of the cheese decreased when the ripening progressed. This decrease was most remarkable during the early stages of ripening, and it became less pronounced upon aging. Table 1 shows the moisture content of the different cheeses throughout the different ripening stages. In fresh cheese the effect of the homogenization on the cheese yield is very clear. Homogenization of either the milk or the cream caused an increase of the ability of the fresh cheese to hold moisture. This increase ranged between 4.30% in (RHL) cheese and

Table 1
Moisture content of the different Ras cheeses throughout different times of the ripening period

Trial	Moisture content [%] at the age of						
	fresh	15 days	30 days	60 days	90 days	120 days	180 days
(C)	41.76	39.71	37.77	35.99	34.54	31.88	27.45
(R)	43.80	42.62	39.79	37.79	35.88	33.55	28.94
(RH)	48.11	47.13	45.36	42.81	40.69	38.99	36.89
(RHL)	46.06	44.44	43.37	41.33	39.65	37.15	33.59
(RHLH)	46.18	43.11	40.32	37.98	36.25	34.56	32.28

(C) = Control
(R) = Rennet paste
(RH) = Rennet paste + homogenized milk
(RHL) = Rennet paste + homogenized cream + lipase
(RHLH) = Rennet paste + homogenized cream + lipase + cheese hydrolyzate.

6.35% in (RH) cheese. This may be explained by the findings of VOITKUS [20] who attributed it to the effect of the increase of the amount of water bound to the surface layer of the fat globule as a result of homogenization. A slight increase can be seen also (Table 1) in fresh cheese made from homogenized milk (RH) compared to cheese made from milk and homogenized cream. The same slight increase was also recognized as an effect of using the rennet paste instead of only rennet enzyme in manufacturing cheese. Cheeses with high fresh moisture content included higher moisture content at the end of the ripening stage of 180 days as seen in Table 1. This table also shows that the control Ras cheese has the lowest content of moisture compared to the rest of the trials, their value came to 27.45%. Highest value was found in cheese made from homogenized milk plus the addition of Rennet paste. This value reached 36.89% in 180 days old Ras cheese. The moisture contents of the different trials, in the fully ripened stages, are in the range found by different authors studying Ras cheese [3, 7, 14, 21].

It can be concluded from Table 1 that homogenization and addition of Rennet paste, lipase or cheese hydrolyzate or its combinations can lead to the production of an acceptable Ras cheese product as far as the final moisture content is concerned.

Fat

Table 2 shows that the fat content of all the different cheeses apparently increased steadily following the decrease of moisture in the cheese. As can be expected fresh control cheese with lower moisture content had a higher fat content compared with the rest of the trials, which contained higher moisture contents. All the analysed cheeses attained the Egyptian legal standards for the fat/solids ration in all ripening stages. The final results for fat content (Table 2) are in agreement with earlier workers. Youssef [21] gave an average of 48.56% for fat content on dry matter basis with a maximum of 51.30% and a minimum of 45.07% for local Ras Cheese.

It was also clear from the authors findings that homogenizing the milk caused a higher loss of fat in the cheese whey, than homogenizing the milk cream. It can be concluded also that the homogenization caused a slight increase in the fat that was lost and drained with the whey.

The slight decreases that can be seen in the values of fat/solids ratios could be due to the depletion of the fat of some of the free volatile fatty acids during the determination [4]. No clear effects can be concluded on the use of either Rennet paste, lipase or cheese hydrolyzate on the total fat content of the produced cheese.

Salt

Table 3 shows the salt content and the salt/water ratio on the different analysed cheeses. It is clear that both the salt percentages and the salt/water ratios increased upon cheese aging; this is due to the loss of moisture from the cheese. Control fresh cheese attained the highest content for both NaCl and salt/water ratio, being 3.93% and 9.40% respectively. The lowest contents occurred in the cheese made out of homogenized cream milk plus the addition of Rennet paste, lipase and cheese hydrolyzate (RHLH). The same was true for the final ripened cheeses. The results came to 4.48% and 16.30% for control cheese and 3.68% and 11.40% for (RHLH) cheese for NaCl and salt/water ratio respectively. El-Erian et al. [3] reported the range of 4.75 bis 5.24% for salt content in local Ras cheese while Youssefs values came to 2.81–4.90%. The results of these authors show that the findings of the present authors are in agreement with the average salt content in local made Ras cheese of the Egyptian market. The salt content of Ras cheese is closely related to that of Caskawal cheese (3, 7, 14, 21].

Acidity and pH

Table 4 shows the acidity and the pH of the different cheeses throughout different times of the ripening period of 180 days. Acidity increased in all cheeses steadily till the age of 90 days, after which a levelling up occurred in the acidity values till the end of the ripening period. The acidity values varied considerably between the different fresh cheeses. Both (C) and (R) fresh cheeses attained lower acidity values compared to the rest of the trials. The highest acidity content was found in (RHLH) fresh cheese,

Table 2
Fat content of the different Ras cheeses throughout different times of the ripening period

Trial	Fat content at the age of													
	fresh		15 days		30 days		60 days		90 days		120 days		180 days	
	%	% of dry matter	%	% of dry matter	%	% of dry matter	%	% of dry matter	%	% of dry matter	%	% of dry matter	%	% of dry matter
(C)	30.3	52.03	31.3	51.92	32.3	51.9	33.0	51.55	34.0	51.94	35.0	50.05	36.7	50.06
(R)	27.7	49.29	28.7	50.0	30.0	49.93	31.20	50.15	32.3	50.37	33.7	50.71	35.7	50.24
(RH)	24.0	46.24	24.33	46.0	25.33	46.36	26.33	46.0	27.33	46.01	28.7	47.05	30.7	48.65
(RHL)	26.0	48.24	27.0	48.56	27.3	48.41	28.3	48.21	29.0	47.23	30.3	48.17	31.7	47.74
(RHLH)	27.0	50.18	28.3	49.74	30.0	50.25	31.3	50.49	32.3	50.71	33.3	50.92	34.3	50.67

Table 3
Salt content of the different Ras cheeses throughout different times of the ripening period

Trial	Salt content at the age of													
	fresh		15 days		30 days		60 days		90 days		120 days		180 days	
	%	Salt/water Ratio %	%	Salt/water Ratio %	%	Salt/water Ratio %	%	Salt/water Ratio %	%	Salt/water Ratio %	%	Salt/water Ratio %	%	Salt/water Ratio %
(C)	3.93	9.4	4.06	10.02	4.15	10.98	4.26	11.84	4.29	12.44	4.33	13.6	4.48	16.3
(R)	3.86	8.8	4.12	9.67	4.2	10.55	4.26	11.3	4.33	12.06	4.35	13.0	4.44	15.4
(RH)	3.69	7.67	3.91	8.3	3.96	8.72	4.04	9.44	4.12	10.12	4.22	10.8	4.34	11.8
(RHL)	3.2	6.98	3.42	7.7	3.7	8.52	3.77	9.13	3.82	9.6	3.93	10.6	4.19	12.47
(RHLH)	2.88	6.1	2.92	6.8	3.07	7.59	3.23	8.5	3.34	9.2	3.48	10.1	3.68	11.4

Table 4
Acidity* and pH of the different Ras cheeses throughout different times of the ripening period

Trial	Cheese age													
	fresh		15 days		30 days		60 days		90 days		120 days		180 days	
	acidity %	pH	acidity %	pH	acidity %	pH	acidity %	pH	acidity %	pH	acidity %	pH	acidity %	pH
(C)	1.13	5.4	1.43	3.5	1.5	5.5	1.6	5.6	1.93	5.6	2.13	5.6	2.2	5.6
(R)	0.97	5.5	1.15	4.7	1.43	5.6	1.47	5.6	1.87	5.6	1.98	5.6	2.02	5.9
(RH)	1.9	4.1	2.00	4.2	2.07	5.2	2.07	5.5	2.1	5.5	2.23	5.6	2.27	5.6
(RHL)	2.43	4.0	2.67	3.1	2.75	4.8	2.87	5.2	3.03	5.2	3.05	5.4	3.27	5.6
(RHLH)	2.8	3.5	2.93	2.8	3.07	4.0	3.18	4.3	3.27	4.4	3.4	4.5	3.67	5.0

* Total acidity expnessed as lactic acid per cent

Table 5
Total and soluble nitrogen in the different Ras cheeses throughout different times of the ripening period

Trial	% of nitrogen compound at the age of													
	fresh		15 days		30 days		60 days		90 days		120 days		180 days	
	T.N*	S.N.**	T.N	S.N	T.N	S.N	T.N	S.N	T.N	S.N	T.N	S.N	T.N	S.N
(C)	3.665	0.161	3.847	0.259	4.05	0.311	4.247	0.365	4.347	0.444	4.48	0.526	4.687	0.90
(R)	3.583	0.182	3.67	0.25	3.893	0.348	4.057	0.397	4.143	0.442	4.233	0.526	4.576	0.899
(RH)	3.614	0.161	3.78	0.247	3.99	0.335	4.142	0.365	4.237	0.405	4.343	0.559	4.55	0.887
(RHL)	3.583	0.121	3.747	0.264	3.907	0.317	4.041	0.352	4.189	0.396	4.37	0.538	4.613	0.891
(RHLH)	3.67	0.121	3.888	0.186	4.06	0.27	4.227	0.389	4.39	0.536	4.491	0.654	4.653	0.945

* T.N = Total nitrogen ** S.N = Soluble nitrogen

being 2.8%. Homogenization caused the production of more acid cheeses than those cheeses made of unhomogenized milk. Homogenization of cream caused the release of higher acidity values than the homogenization of the whole milk.

All the above mentioned findings in fresh cheese were also true for the fully ripened cheeses, with the exception of the narrowing of the gaps between the different acidity values.

Owing to the differences in the trials, the pH of the cheeses differed considerably. Addition of Rennet paste gave a fresh cheese a slightly higher pH than the control cheese. This may be due to the release of some of the alkaline compounds as a result of using the rennet paste. Homogenization resulted in a lower pH for the cheese. This lowering effect increased by the presence of lipase, and went even more pronounced when both lipase and cheese hydrolyzate were added. In both (C) and (R) cheeses the pH values were nearly levelled from the age of 60 days till the end of 180 days of cheese ripening.

For the rest of the other 3 trials, namely (RH), (RHL) and (RHLH), an increase occurred gradually from the age of 30 days and went on steadily till the end of the ripening period. This may be due to the presence of higher amounts of the products of degradation in the cheese. The pH values of the fully ripened cheeses are in agreement with the findings of EL-ERIAN et al. [3].

Protein decomposition

Tables 5 and 6 show the total nitrogen content of the different cheeses and the extent of protein degradation as expressed in the values of soluble nitrogen and formol number. Values for total nitrogen content of the cheeses are close to each other and the values are in close relationship with the findings of SAFWAT [14], HOFI et al. [7], YOUSSEF [21] and EL-ERIAN et al. [3].

Concerning protein degradation in the cheeses, the data in Tables 5 and 6 show that (C) and (R) cheeses exhibited greater breakdown in the fresh state than the rest of the cheeses. The respective contents for soluble nitrogen of (R) and (RHLH) cheeses, in the fresh state, were 5.05 and 3.31% of the total nitrogen. Homogenization of either the milk (RH) or the cream (RHL) + (RHLH) resulted in producing fresh cheese low in its soluble nitrogen content but higher in its formol number than (R) and (C) cheeses that are made from unhomogenized milk. The highest formol number in fresh cheese was attained in cheese made from homogenized cream milk plus the addition of Rennet paste lipase and cheese hydrolyzate (RHLH). The lowest formol number of 19 was found in the control experiment.

During ripening (RHLH) cheese kept on having about the highest level of formol number (180 after 180 days of ripening). The corresponding values were 123, 160 and 150 for (C), (RH) and (RHL) cheeses, respectively. Cheese made with Rennet paste exhibited around the same values for formol number as those for (RHLH) cheese throughout the different times of the ripening period.

(RHLH) cheese started with a low content of 3.31% of soluble nitrogen/total nitrogen but starting from the age of 60 days, the value of 9.23% increased at a higher rate and reached 20.22% at the age of 180 days. This last value exceeded all the values attained in the rest of the analysed cheeses (Table 6). The clearest effect of the different treatments could be observed between 90 and 120 days of cheese aging. The formol number of (C) cheese increased from 100 to 112 and the soluble nitrogen/total nitrogen ratio increased from 10.22 to 11.72%. The corresponding results for (RHLH) cheese

Table 6

Soluble nitrogen/total nitrogen and formol number (F.N.)* in the different Ras cheeses throughout different times of the ripening period

Trial	S.N/T.N** and F.N at the age of													
	Fresh		15 days		30 days		60 days		90 days		120 days		180 days	
	$\frac{T.N}{S.N}$ %	F.N	$\frac{T.N}{S.N}$ %	F.N	$\frac{T.N}{S.N}$ %	F.N	$\frac{T.N}{S.N}$ %	F.N	$\frac{T.N}{S.N}$ %	F.N	$\frac{T.N}{S.N}$ %	F.N	$\frac{S.N}{F.N}$ %	F.N
(C)	4.36	19	6.73	47	7.67	58	8.61	69	10.22	100	11.72	112	19.2	123
(R)	5.05	20	6.8	50	8.9	85	9.82	100	10.68	130	12.6	160	19.68	190
(RH)	4.46	20	6.53	47	8.39	72	8.81	88	9.56	115	12.88	137	19.49	160
(RHL)	3.38	22	7.04	47	8.12	70	8.7	83	9.48	117	12.31	140	19.33	150
(RHLH)	3.31	23	4.81	55	6.66	83	9.23	103	12.2	130	14.5	150	20.22	180

* Formol number expressed as ml 0,1 N NaOH/100 g of cheese

** $\frac{\text{Soluble nitrogen}}{\text{Total nitrogen}}$ [%]

were 130 to 150 and 12.3 to 14.5% for both formol number and soluble/total nitrogen ratio, respectively.

Table 6 shows that the highest increase in formol number occurred between 60 and 120 days of cheese aging in all trials. The same table shows that the final results for the ratio soluble/total nitrogen of all the trials are in agreement with the findings of EL-ERIAN et al. [3]. for imported Ras cheese. For locally made Ras cheese he found lower values, ranging between 16.2 and 17.6%. The corresponding values of 14.5% and a formol number of 150 may suggest the early ripening of (RHLH) cheese trial around the age of 120 days.

It is clear from Tables 5 and 6 that in the first stages of ripening, soluble nitrogen was formed at a higher rate than amino nitrogen (expressed in formol number). The difference might be explained by the fact that soluble nitrogen is produced by the action of milk proteases, rennet enzymes and bacterial enzymes, while the formation of amino acids in cheese mainly depends on bacterial enzymes [19].

Table 7
Total volatile fatty acids in the different Ras cheeses throughout different times of the ripening period

Trial	Total volatile fatty acids* at the age of						
	fresh	15 days	30 days	60 days	90 days	120 days	180 days
(C)	2.9	4.4	7.7	8.7	9.0	10.3	11.0
(R)	4.7	7.0	9.7	10.7	13.7	14.7	21.0
(RH)	12.7	13.6	14.9	20,7	20.7	20.7	20.7
(RHL)	11.0	13.0	15.0	20.0	20.0	20.0	21.0
(RHLH)	10.0	13.0	16.0	19.0	20.0	21.0	21.0

* expressed as ml 0.1 N NaOH/10 g of cheese

Volatile fatty acids

Table 7 shows the total volatile fatty acids in the different cheeses throughout the ripening period of 180 days; after that the main three factors controlling the release of the volatile fatty acids were:

— Homogenization,
— Addition of Rennet paste combined with homogenization,
— Addition of lipase.

Control cheese (C) attained the lowest level of volatile fatty acids either in the fresh state or in fully ripened cheese. Fresh control cheese reached values from 2.9 to 11.0 in 180 days old cheese, respectively. (RH) cheese exhibited the V.F.A. content of 12.7 in the fresh state, while (RHL) cheese attained the highest value of 24.0 in the fully ripened stage. Addition of cheese hydrolyzate seems to have no clear effect on the production of volatile fatty acids, as seen in (RHLH) cheese.

Table 7 shows that the values for total volatile fatty acids in (RH), (RHL) and (RHLH) cheeses at the fresh state and at the age of 15 days are higher than that of the control cheese at the end of 180 days of ripening. It is also clear that the highest increase in total volatile fatty acids in the cheeses occurred between 15 and 60 days of cheese age. The only exception was found in (R) cheese where the highest increase occurred between 120 and 180 days of cheese aging.

The present results are in agreement with the findings of Ismail [9] who stated the increase in total volatile fatty acids in Ras cheese as a result of the addition of commercial lipase to milk prior to manufacture.

Table 8
Organoleptic properties of the different cheses at different ages of ripening

Trial	Cheese age in days	Organoleptic test	
		Consistency	Flavour
(C)	30	Short, crumply with no holes	Fresh curdy, clean after taste
	60	Short, crumply with no holes	Flat
	120	Short and little chalky	Acid taste, bitter
	180	Dry, chalky and few cracks	Cheesy, volatile fatty acids taste, moderate salt
(R)	30	Short, crumply with no holes	Fresh curdy, clean after taste
	60	Curd flakes, with no holes	Flat
	120	Curd flakes, few cracks	Flat
	180	Curd flakes, lot of cracks	Slightly bitter, volatile fatty acids taste
(RH)	30	Open	Acid, bitter, volatile fatty acids taste
	60	Open	Cheesy, volatile fatty acids taste
	120	Open, few cracks	Very cheesy, rancid
	180	Open, wide cracks	Very sharp, rancid, unclean off flavours
(RHL)	30	Weak, open	Acid
	60	Open, few cracks	Rancid, slightly bitter, very cheesy
	120	Open, few cracks	Rancid, bitter, very cheesy
	180	Open, lot of wide cracks	Rancid, bitter, unclean, off flavours
(RHLH)	30	Weak, open	Bitter, acid
	60	Weak, open, few cracks	Rancid, slightly bitter taste, very cheesy
	120	Weak, few cracks	Rancid, bitter, unclean taste
	180	Weak, lot of wide cracks	Rancid, unclean, off flavours

Organoleptic properties

Table 8 shows the organoleptic properties of the different cheeses at the age of 30, 60, 120 and 180 days. As Buffaloes' milk was used for cheese manufacture grading of the cheeses was expected to be in a lower level if compared to the usually used cow's milk. It is very clear from Table 8 that in all treatments except the control and Rennet paste addition, the cheeses ripened at an earlier stage. The age of 60 days could be recommended for ending the ripening process for (RH), (RHL) and (RHLH) trials. Extra ripening time caused a quick deterioration in the body and flavour of the cheese. Addition of Rennet paste plus milk cream homogenization can be recommended for quick Ras cheese ripening with high volatile fatty acids taste. The addition of lipase will cause an extra rancid flavour during the early ripening stages.

Conclusions

The most important results can be concluded in the following points:

- Moisture content of the cheese decreased as the ripening progressed.
- Homogenization of either the milk or the cream caused an increase in the ability of the fresh cheese to retain moisture. The increase ranged between 4.3% in (RHL) cheese and 6.35% in (RH) cheese.

- Cheeses with high initial moisture content included a final higher moisture content at the end of the ripening period of 180 days.
- Homogenization and addition of Rennet paste, lipase or cheese hydrolyzate or its combinations lead to the production of acceptable Ras cheese product for its moisture content.
- Homogenizing the milk caused a higher loss of fat in the cheese whey than homogenizing the milk cream. Homogenization in general caused a slight increase in the fat that was lost and drained with the whey.
- No effect was detected by using either Rennet paste, lipase or cheese hydrolyzate on the total fat content of the different cheese trials throughout the ripening period.
- Both the salt percentages and the salt/water ratios increased upon cheese aging and were due to the loss of moisture from the cheese.
- Homogenization caused the production of more acid cheese.
- Homogenization of cream caused the release of higher acidity values than the homogenization of the whole milk.
- Addition of Rennet paste gave a fresh cheese a slightly higher pH than the control cheese which was due to the release of some of the alkaline compounds.
- Homogenization resulted in cheeses with a lower pH. Such lowering effect increased by the presence of lipase, and was even mores pronounced when both lipase and cheese hydrolyzate were added.
- Homogenization of either the milk or the cream resulted in producing fresh cheese with a low soluble nitrogen content but higher in its formol number than cheeses that were made from unhomogenized milk.
- The highest increase in formol number occurred in the period from 60—120 days of cheese age in all trials.
- During the first stages of ripening soluble nitrogen was formed at a higher rate than amino nitrogen (expressed in formol number).
- Total volatile fatty acids in homogenized milk or cream cheeses at the fresh state and at the age of 15 days were higher than that of the control cheese at the end of 180 days of ripening. The highest increase in total volatile fatty acids in the cheeses occurred between 15 and 60 days of cheese age.
- The age of 60 days can be recommended as an end of the ripening process for homogenized milk or cream trials. Extra ripening time caused a quick deterioration in the body and flavour of the cheese. Addition of Rennet paste plus milk cream homogenization can be recommended for quick Ras cheese ripening with high volatile fatty acids taste.

Zusammenfassung

A. F. M. El-Erian, H. A. Hashem und A. M. Abo-El-Heba: Chemische Zusammensetzung und organoleptische Eigenschaften von unter verschiedenen technologischen Bedingungen hergestelltem Ras-Käse

Die Untersuchungen wurden im Hinblick auf eine Modifizierung und auf eine Verkürzung des Reifeprozesses durchgeführt. Zur Verkürzung der Reifedauer und zur Erhöhung der Bildung von Aroma- und Geschmacksstoffen wurden eine Lab-Paste, Lipase und Käsehydrolysat einzeln oder in Kombination zugesetzt. Um eine Beschleunigung der Fetthydrolyse zu erreichen, wurde entweder die Milch oder der Rahm vor der Verarbeitung homogenisiert.

Im Frischkäse und während der Käsereifung (nach 15, 30, 60, 90, 120 und 180 Tagen) wurden der Gehalt an Wasser, Salz, Fett, Gesamtsäure, Gesamtstickstoff, löslichem Stickstoff und flüchtigen Fettsäuren bestimmt, der pH-Wert und die Formol-Zahl ermittelt und die Produkte sensorisch überprüft. Die mit den verschiedenen Versuchsvarianten erzielten Ergebnisse werden diskutiert.

Резюме

А. Ф. М. Эль-Эриан, Х. А. Хашем и А. М. Або-Эль-Хеба: Химический состав и органолептические свойства сыра „раса", полученного при различных технологических условиях

Исследования проводились с целью модификации и сокращения процесса созревания. Для сокращения длительности созревания и увеличения образования вкусовых и ароматических веществ добавлались сычужная паста, липаза и гидролизат сыра в отдельности или совместно. Для ускорения гидролиза жира молоко или сливки предварительно гомогенизировались.

В свежем сыре и во время созревания (через 15, 30, 60, 90, 120 и 180 дней определялось) содержание воды, соли, жира, общих кислот, общего азота, растворимого азота и летучих жирных кислот, величина pH и формоловое число и производилась сензорная оценка продуктов. Полученные различными вариантами исследования данные обсуждаются.

References

[1] Abd-El-Malak, Y., and I. Gibson, J. Dairy Res. 15, 233—248 (1948).
[2] Abd-El-Tawab, G., and A. Hamdy, Principles of Dairy Industry, 1967 (a book in Arabic).
[3] El-Erian, A. F. M., A. H. Farag and S. O. Shalaby, Agric. Res. Rev. July 1974.
[4] El-Koussy, L. A., A study on Domiatti cheese manufactured from raw and pasteurized milk. Ph. D. Thesis, Ain Shams University 1966.
[5] Frazier, W. C., J. Infectious Diseases 39, 302 (1962).
[6] Helire, E. J., and J. M. Neill, J. exper. Med. 83, 147—162 (1946).
[7] Hofi, A. A., and G. Abd-El-Tawab, Annuals of Agric. Sci. Ain-Shams Univ. 1960.
[8] Hugh, R., and E. Leifson, J. Bacteriol. 66, 24 (1953).
[9] Ismail, A. A., Studies on Lipase in Buffaloe's milk and the effect of added enzyme on cheese ripening. M. Sc. Thesis, Ain-Shams Univ. 1973.
[10] Mulder, E. G., A. D. Adamse, J. Antheunisse, M. H. Deinema, J. W. Woldendorp and L. P. T. M. Zevenhuizen, J. appl. Bacteriol. 29, 44 (1966).
[11] Nelson, J. A., and G. M. Trout, Judging dairy products. 3rd ed. Olsen Publishing Co., Milwaukee, Wis., 1951.
[12] Niven, C. F., K. L. Smitey and J. M. Sherman, J. Bacteriol. 43, 651—660 (1942).
[13] Rantz, L. A., J. Infectious Disseases 71, 60—68 (1942).
[14] Safwat, A., A study on the manufacture and ripening of Caskawal cheese. Ph. D. Thesis, Cairo Univ. 1954.
[15] Sandine, W. E., P. R. Elliker and H. Hays, Canad. J. Microbiol. 8, 161—174 (1962).
[16] Shattock, P. M. F., and A. Hirsch, J. Pathol. Bacteriol. 59, 495—497 (1974).
[17] Shattock, P. M. F., and A. T. R. Mattick, J. Hyg. 43, 173 (1943).
[18] Sherman, V. B. C., A guide to the identification of the genera of bacteria. 2nd. ed. Williams and Wilkins, Book Co., Baltimore 1967.
[19] Stadhouders, J., and H. Mulder, Netherl. Milk & Dairy J. 13, 291—299 (1959).
[20] Voitkus, V., and V. Lyubinskas, Dairy Sci. Abstr. 33, 430 (1970).
[21] Youssef, E. H., Studies on Ras cheese. M. Sc. Thesis, Fac. of Agric. Ain-Shams Univ. Cairo 1966.

A. F. M. El-Erian, Dr. H. A. Hashem and A. M. Abo-El-Heba, Dairy and Food Industries Department, Faculty of Agriculture, Al-Azhar University, Cairo, A.R.E.

Eingegangen 14. 12. 1976

Die Nahrung	21	8	1977	685—695

Forschungsinstitut der Ernährungswirtschaft, Wien, Österreich

Schwermetalle in der Nahrung — Analytische Kontrolle in Österreich[1]

H. WOIDICH und W. PFANNHAUSER

Die Bestimmung von Cadmium, Blei, Quecksilber und Arsen erfolgt mit Hilfe der Atomabsorptionsspektralphotometrie. Die verwendeten Aufschluß-, Extraktions- und Anreicherungsmethoden sowie die Meßtechnik werden beschrieben. Anhand von ca. 1500 Blei-, je 1200 Quecksilber- und Arsen- sowie 800 Cadmiumbestimmungen in Lebensmitteln ist unter Berücksichtigung der Verzehrsgewohnheiten die Belastung der österreichischen Bevölkerung durch die Nahrung ermittelt worden. Die ermittelten Belastungen betragen pro Person und Monat für Blei 5,9 mg (Säuglinge von 1—12 Monate 0,18—2,5 mg), für Cadmium 2,02 mg (Säuglinge 0,04 bis 0,61 mg), für Quecksilber 0,2 mg und für Arsen 0,9 mg. Während die Cadmiumaufnahme etwas über der von der FAO/WHO angegebenen Toleranzgrenze (1,6—2,0 mg/Person und Monat) liegt, befinden sich die Werte für Blei, Quecksilber und Arsen wesentlich unter den Toleranzgrenzen.

Die Kontamination der Nahrung mit toxischen Schwermetallen findet auf der ganzen Welt zunehmende Beachtung. In erster Linie finden stärker belastete Gruppen von Nahrungsmitteln das Interesse des Lebensmittel-Analytikers, aber auch die Kenntnis der Gesamtbelastung der Nahrung mit toxischen Schwermetallen ist vom Blickpunkt der Gesundheit und des Wohlergehens der Menschen ein vordringliches Problem. Im Folgenden soll über unsere Untersuchunsmethoden sowie die statistisch ermittelten Ergebnisse am Beispiel der Belastung der Nahrung mit den Schwermetallen Cadmium, Blei, Quecksilber sowie mit Arsen berichtet werden.

Die Analyse von Cadmium und Blei sowie von Arsen wird mit der Atomabsorptionsspektralphotometrie in der Flammentechnik durchgeführt. Die chemische Anreicherung von Spurenelementen wie Cadmium und Blei aus wässrigen Lösungen gelingt durch Extraktion mit organischen Lösungsmitteln und ist ein sehr praktikabler Weg, um die Empfindlichkeit zu steigern. Störende Verbindungen wie hohe Salzkonzentrationen oder andere Matrixeffekte sind zudem dadurch ausgeschaltet.

Zur Extraktion von Blei und Cadmium verwenden wir Ammoniumpyrrolidindithiocarbamat als Chelatbildner. Diese Verbindung hat sich außerordentlich gut bewährt, bildet sie doch extrahierbare Chelate mit Blei und Cadmium, die in saurer Lösung stabil sind. Als Extraktionsmittel verwenden wir Methylisobutylketon, das besonders gute Eigenschaften in der verwendeten Acetylen-Preßluft-Flamme hat. Cadmium wird bei pH 3,8 bis 4 aus Essigsäure-Natriumacetat gepufferter Lösung extrahiert, Blei bei pH 3 bis 3,5 aus essigsaurem Medium.

Quecksilber wird nach der sogenannten Kaltdampfmethode bestimmt. Das Prinzip dieser Methode besteht darin, daß ionogenes Quecksilber in Lösung durch Zugabe von

[1] Nach einem Vortrag, gehalten von H. WOIDICH auf der Hauptjahrestagung der Chemischen Gesellschaft der DDR am 15. 12. 1976 in Berlin

Zinn(II)-chlorid-Lösung als Reduktionsmittel zum elementaren Zustand reduziert und der entstehende Quecksilberdampf durch Umpumpen im geschlossenen Kreislauf beim Durchsetzen einer im Strahlengang des Atomabsorptionsspektralphotometers befindlichen Küvette bestimmt wird. Bei vielen Lebensmitteln erwies es sich als notwendig, Anreicherungstechniken zur Analyse von Quecksilber, das in sehr geringen Konzentrationen z.B. in Wasser, aber auch in Lebensmittelproben wie z.B. Gemüse und Fleisch vorliegt, anzuwenden. Wie verwenden zwei Anreicherungsmethoden:

In einem Fall bedienen wir uns einer Elektrolysenmethode an Platinspiralen. Die Elektroden werden in die Probelösung, die ein Volumen von 50 bis 100 ml aufweist und 0,15 N an Salpetersäure ist, eingetaucht, und die Lösung wird magnetisch gerührt. Die Elektrolyse an der Kathode wird bei 3 V und 100 mA während 120 min durchgeführt. Der Platindraht wird dann aus der Lösung entfernt, mit Wasser gewaschen, mit Aceton getrocknet und in eine Entwicklungseinheit eingeführt. Diese

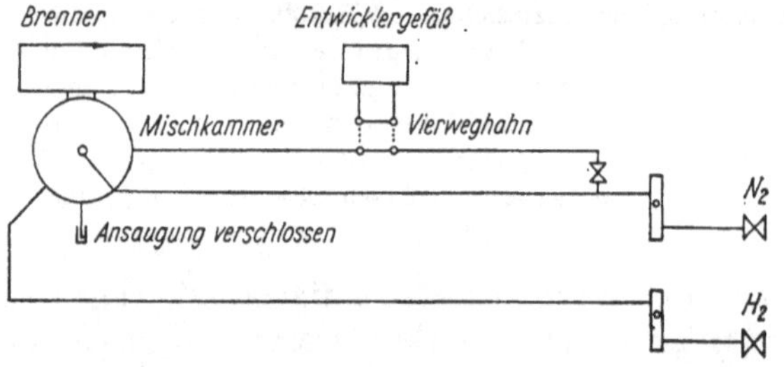

Abb. 1. Abtrennung von Arsen als Hydrid (Blockschema)

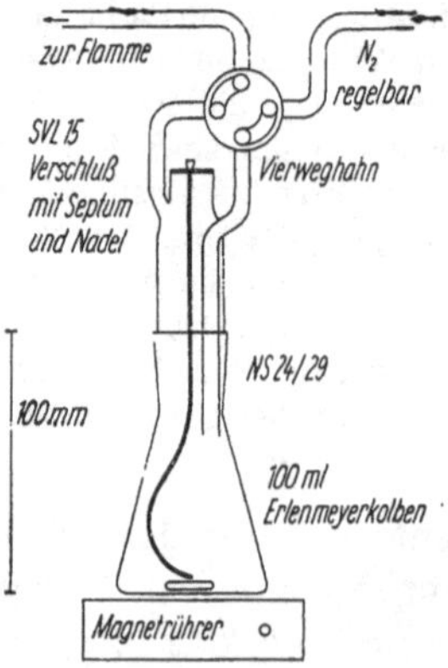

Abb. 2. Arsenentwicklungsgerät

sitzt auf der im Strahlengang befindlichen Quarz-Küvette auf. Nach Schließen des Stromkreises glüht der Platindraht kurz auf, Quecksilberdampf wird in Freiheit gesetzt und in gleicher Weise wie bei der Kaltdampfmethode vermessen.

Die zweite in unserem Laboratorium verwendete Methode besteht darin, aus Aufschlußlösungen größeren Volumens (hier werden bis zu 1 Liter Lösung verwendet) durch direkte Reduktion nach dem Aufschluß Quecksilber in Freiheit zu setzen und im geschlossenen Kreislauf in ein kleines Auffanggefäß umzupumpen, das mit einer Mischung aus Kaliumpermanganat und Schwefelsäure beschickt ist. In dieser Absorptionslösung wird der durchgepumpte Quecksilberdampf wieder oxydiert. Nach einem Zeitraum von 30 min ist alles Quecksilber aus der Aufschlußlösung mit großem Volumen in ein relativ kleines Volumen quantitativ übergeführt worden. Die Bestimmung in diesem Volumen erfolgt wieder nach dem Kaltdampfverfahren.

Zur Abtrennung von Arsen wird dieses in das Hydrid übergeführt. Abb. 1 zeigt die prinzipielle Anordnung. Wir konstruierten ein Reaktions-Gefäß, aus dem das entstehende Gas in eine stickstoffbeladene Wasserstoff-Flamme geleitet wird (Abb. 2). Eine Injektionsspritze mit 2 ml alkalischer Natriumborhydridlösung wird auf die Nadel aufgesetzt. Die Nadel schließt an einen Teflonschlauch an, der bis zum Boden des Gefäßes reicht. Durch den Vierweghahn wird Stickstoff durch das Gefäß geleitet, um Sauerstoff auszutreiben. Anschließend wird das Ventil in der Vorbeiströmstellung fixiert und rasch die Natriumborhydridlösung eingeführt. Es entstehen Arsenhydrid und Wasserstoff; nach einer Reaktionsperiode von 40 s wird der Hahn in die Durchströmstellung gebracht und Arsenwasserstoff in der Flamme des Atomabsorptionsspektralphotometers verbrannt. Als Ergebnis zeigt sich ein scharfes Signal entsprechend der Konzentration von Arsen, das mittels eines elektronischen Integrators vermessen und quantifiziert wird.

Bei allen angeführten Messungen wurde mit Untergrundkompensation gearbeitet, wozu wir eine gepulste Deuteriumlampe verwendeten.

Ein wesentliches Problem bei der Analyse von Schwermetallen in Lebensmittelproben stellt der Aufschluß dar. In einzelnen Fällen wie bei der Analyse von Arsen und Quecksilber kann das Spurenelement in organischer Bindung z.B. an Proteinfraktionen vorliegen. Während der Veraschung können jedoch auch flüchtige Verbindungen entstehen, wie dies bei Arsen der Fall ist. Quecksilber wird leicht reduziert und ist dementsprechend ebenso leicht verdampfbar, wodurch es zu Verlusten während der Zerstörung des organischen Materials kommen kann. Im Fall von Blei, das vorwiegend an den Oberflächen der Lebensmittel über Staub abgelagert wird, wie es besonders bei Früchten, Gemüsen und Gewürzen mit ihrer relativ großen Oberfläche der Fall ist, liegt das Spurenelement ausschließlich in anorganischer Form vor. Es ergibt sich daraus zwangsläufig, daß die Aufschlußschritte jeweils unterschiedlich sein müssen.

Wir untersuchten in diesem Zusammenhang eine große Anzahl von beschriebenen Verfahren zur Aufarbeitung und Veraschung von Lebensmittelproben. Bei der

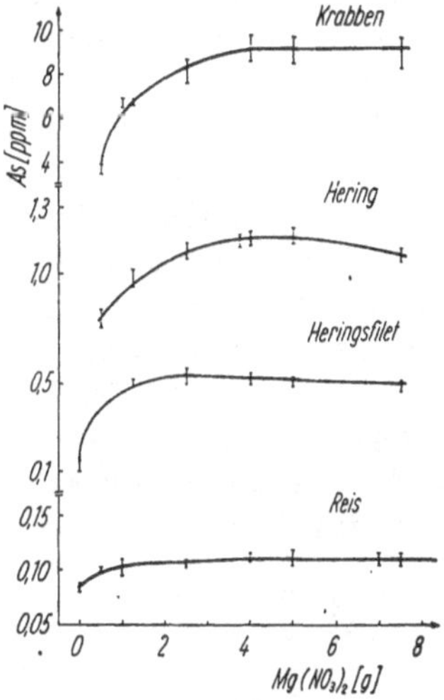

Abb. 3. Abhängigkeit der gefundenen Arsengehalte von der als Veraschungshilfe zugesetzten Menge an $Mg(NO_3)_2$ Probeneinwaage 1 g

Bestimmung von Quecksilber fanden wir als grundsätzliche Regel heraus, daß der nasse Veraschungsschritt unbedingt unter dem Schutz eines Rückflußkühlers, der auf dem Kolben mit der zu veraschenden Probe aufgesetzt wird, durchgeführt werden muß. In diesem Fall beobachteten wir dann keinerlei Verluste und eine gute Rückgewinnung von zugefügten ionogenen, aber auch von organischen Quecksilberverbindungen.

Die Veraschungsmethoden, die im Fall von Arsen bisher angewendet wurden, sind äußerst schwierig zu beurteilen, weil es eine ganze Reihe sehr unterschiedlicher Methoden und Empfehlungen gibt und weil Schwierigkeiten mit der Rückgewinnungsrate und der vollständigen Veraschung auftreten. Wir studierten die nasse Veraschung, wobei wir Salpetersäure-Schwefelsäure-Gemische verwendeten. Bemerkenswertes Ergebnis war, daß während der Veraschung beachtliche Verluste im Vergleich zu trockenen Veraschungsmethoden auftraten. Wir fanden allerdings im Gegensatz dazu gute Rückgewinnungsraten für Natriumarsenat-Zusätze. Wir nehmen deshalb an, daß die Art der chemischen Verbindung, in der Arsen im biologischen Material vorliegt, eine sehr wichtige Rolle bei der Veraschung spielt.

Wir untersuchten deshalb als nächstes die Zugabe von Veraschungshilfen bei der trockenen Veraschung (Abb. 3). Zufügen von Magnesiumnitrat erbrachte gute Ergebnisse. Die optimalen Bedingungen fanden wir in einem vierfachen Überschuß der Veraschungshilfe in bezug auf die getrocknete Probeneinwaage. In einzelnen Fällen verwendeten wir auch eine 50%ige Lösung von Magnesiumnitrat, die vor dem Trocknen und der Veraschung zugegeben wurde. Eine Veraschungstemperatur von 500 °C wurde als ausreichend gefunden.

Lebensmittelproben, die Cadmium und Blei enthalten, werden durch nasse Veraschung mit Salpetersäure-Schwefelsäure in herkömmlicher Weise im KJELDAHL-Kolben verascht, für Blei allein kann auch eine trockene Veraschungsmethode gewählt werden. Wesentlich dabei ist, daß die Veraschungstemperatur 500 °C nicht übersteigt.

Im folgenden sollen unsere Ergebnisse diskutiert werden, die wir bei der Erfassung der Gesamtbelastung der Nahrung mit den Schwermetallen Blei, Cadmium, Quecksilber und Arsen erhalten haben. Unsere statistisch abgesicherten Untersuchungen basieren auf der Konsumerhebung des Jahres 1974 für die Republik Österreich.

Wir erstellten für diese Untersuchungen ein Computerprogramm zur rationellen Steuerung der Einzelanalysen. Der Computer bestimmt also während einer Untersuchungsserie laufend, welche Lebensmittel und in welcher Anzahl diese noch zu untersuchen sind, um optimal mit dem geringsten Aufwand zu einem brauchbaren Ergebnis über die Belastung der Nahrung zu kommen. Er führt diese Kalkulation unter Berücksichtigung der Verzehrsgewohnheiten, der Ergebnisse der bereits durchgeführten Analysen, die laufend eingegeben werden, sowie der errechneten statistischen Größen durch. Es wird somit die Gesamtbelastung der Nahrung während der Versuchsreihe laufend erfaßt und das Ergebnis kontinuierlich gesichert verbessert.

Tabelle 1
Mit Blei höher belastete Lebensmittel

Lebensmittel	Mittelwert [mg/kg]	Standardabweichung
Rindfleisch	0,108	0,072
Schweinefleisch	0,104	0,076
Geflügel	0,105	0,000
Innereien	0,088	0,072
Sardinen	0,990	1,467
Schwarzbrot	0,142	0,105
Kartoffel	0,286	0,326
Gemüse	0,153	0,166
Gemüsekonserven	0,420	0,256
Obst	0,105	0,125
Obstkonserven	0,275	0,204

Tab. 1 enthält einige Gruppen von Lebensmitteln, die höher mit Blei belastet sind. Blei wird bevorzugt an großen Oberflächen abgelagert; deshalb sind einige Arten von Gewürzen, z.B. Thymian und Petersilie, stärker belastet, ebenso wie Salat, Spinat und ähnliche Proben. Bei eingedosten Nahrungsmitteln fanden wir einen signifikant höheren Gehalt an Blei als in tiefgefrorenen oder frischen Lebensmitteln. (Dies kann seine Ursache darin haben, daß bei der Verlötung der Konservendosen Lötmaterial, das einen erheblichen Prozentsatz an Blei aufweist, vom Füllgut angegriffen wird und in dieses eindringt.)

Cadmium (Abb. 4) fanden wir vor allem in höheren Konzentrationen in Muscheln, jedoch ist der Beitrag zur Gesamtnahrung beispielsweise von Reis, Mais, Schwarzbrot

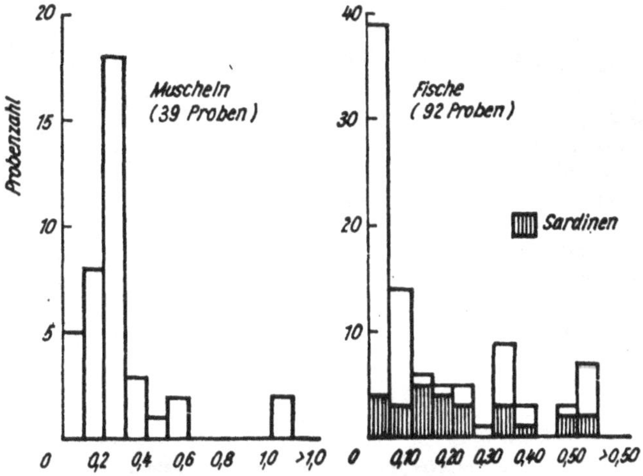

Abb. 4. Cadmiumgehalt von Muscheln und Fischen [ppm]

Tabelle 2
Quecksilbergehalt von Fisch- und Muschelkonserven (Proben des Jahres 1973)

Sorte	Probenzahl	Hg [ppm]	Mittelwert
Thunfische	79	0,005—1,170	0,323
Heringe	71	0,001—0,108	0,025
Sardinen	55	0,001—0,091	0,015
Sardellen	17	0,011—0,118	0,040
Makrelen	28	0,005—0,144	0,040
Muscheln	27	0,005—0,077	0,027
Lachs	15	0,005—0,143	0,035
Lachsersatz (Seelachs)	10	0,038—0,370	0,101
Garnelen (shrimps)	7	0,001—0,030	0,008
Kaviar (Seehasenrogen)	6	0,001—0,061	0,012
Sprotten	4	0,018—0,075	—
Schillerlocken	3	0,005—0,073	—
Stör	2	0,270—0,321	—
Aal	3	0,260—0,274	—
Seezunge	3	0,032—0,130	—
Dorschleber	1	0,018 —	—
Hummer	2	0,025—0,056	—
Brisling	2	0,021—0,025	—

und Rindfleisch aufgrund der weitaus größeren konsumierten Menge bemerkenswert. Quecksilber in Fisch (Tab. 2), besonders in Thunfisch, ist ein bekanntes Problem. Wir müssen allerdings festhalten, daß — obwohl der Fischkonsum in Österreich ziemlich niedrig anzusetzen ist — ein doch beachtlicher Prozentsatz von Quecksilber in der Gesamtbelastung der Nahrung vom Fischkonsum herrührt. Zufällig fanden wir

Tabelle 3
Quecksilbergehalt von Pilzen

Pilzart	Proben-zahl	ppm
I. Frische Pilze (südwestliches Waldviertel, Niederösterreich)		
Butterpilz *(Boletus luteus)*	4	0,026–0,310
Birkenpilz *(Boletus scaber)*	2	0,020–0,082
Bovist *(Bovista nigerscens)*	2	0,80 –2,16
Blautäubling *(Russula cyanoxantha)*	1	0,001
Champignon *(Agaricus bisporus)*	1	0,055
Champignon *(Agaricus campestris)*	3	0,40 –1,06
Eierschwamm *(Cantharellus cibarius)*	3	0,015–0,080
Frauentäubling *(Russula cyanoxantha)*	1	0,004
Grüntäubling *(Russula aeruginea)*	1	0,260
Maronenröhrling *(Boletus badius)*	3	0,051–0,092
Mairasling *(Tricholoma gambosa)*	1	0,43
Parasol *(Lepiota procera)*	1	0,57
Rotkappe *(Boletus rufescens)*	1	0,038
Speisetäubling *(Russula vesca)*	1	0,006
Steinpilz *(Boletus edulis)*	5	0,200–0,52
Schmerling *(Boletus granulatus)*	1	0,030
II. Trockenpilze (bezogen auf Trockensubstanz)		
Gefriergetr. Champignons *(Agaricus bisporus)*	1	0,292
Champignon *(Agaricus bisporus)*	1	0,74
Eierschwamm *(Cantherellus cibaricus)*	2	0,042–0,078
Herrenpilze *(Boletus edulis)*	5	2,19 –2,67
Steinpilze *(Boletus edulis)*	2	0,73 –1,88
Steinpilz *(Boletus edulis)* a) Hut und Stiel	1	1,27
b) nur Hut	1	1,57
c) nur Stiel	1	0,75
Judasohr *(Auricularia auricula-judae)*	1	0,072
Jap. Shiitake-Pilze	1	0,053
Shiitake-Pilze	1	0,079
Totentrompete *(Craterellus cornucopioides)*	1	0,202
III. Eingedoste Pilze und Pilzgerichte		
Champignons, ganzer Inhalt *(Agaricus bisporus)*	1	0,077
Champignons, geschnitten, ganzer Inhalt *(Agaricus bisporus)*	1	0,035
Herrenpilze, ganzer Inhalt *(Boletus edulis)*	1	0,40
Steinpilze geschnitten *(Boletus edulis)* bezogen auf Trockensubstanz	1	3,22
Mischpilze, ganzer Inhalt	3	0,018–0,023
Mischpilze, bezogen auf Trockensubstanz; sortiert in		
a) Reizker *(Lactarius deliciosus)*	1	0,307
b) Hallimasch *(Armillaria mellea)*	1	0,230
Pfifferlinge, ganzer Inhalt *(Canthavellus cibarius)*	1	0,001
Pfifferlinge *(Cantharellus cibarius)*	1	0,320
Rindfleisch mit Pilzen	1	0,001
Champignonsauce, ganzer Inhalt	1	0,021
Schwammerlsauce, ganzer Inhalt	1	0,025
Sago mit Pilzen, ganzer Inhalt	1	0,010

auch, daß einzelne Arten von Pilzen Quecksilber in hohem Maße aus der Umwelt anreichern können (Tab. 3). Es wäre durchaus möglich, daß Quecksilber, welches im Waldboden aufgrund dessen Austauscherwirkung gespeichert wird, über das Pilzmycel, das mehrere Jahre lang im Boden verbleibt, gespeichert und an die Peptide des

Tabelle 4
Arsengehalte einiger Lebensmittel

Sorte	Proben-zahl	Gehalt [ppm]		Mittel-wert $\bar{x}$
		minimal	maximal	
Meeresaal	3	11,6	29,6	19,7
Scholle	6	2,35	16,7	8,5
Krabben (shrimps)	14	0,41	11,9	8,6
Seezunge	3	6,00	7,46	6,48
Dorschfilets	6	2,01	10,25	5,51
Dorschleber	6	0.95	2,77	1,65
Stör	3	0,66	12,23	5,15
Pfahl-Muscheln	7	1,15	2,62	1,66
Makrelen	5	0,46	2,08	1,35
Heringe	6	0,53	1,93	1,21
Forelle	6	0,69	1,39	0,98
Thunfisch	4	0,74	1,44	0,96
Sardinen	4	0,38	1,34	0,77
Flußaal	8	0,070	0,41	0,20
Lachs	4	0,080	0,27	0,142
Reis	11	0,003	0,433	0,194
Weizenmehl	5	0,006	0,012	0,008
Teigwaren	3	0,005	0,017	0,011
Eier	3	0,003	0,008	0,005
Dunkles Brot	4	0,007	0,014	0,011
Kartoffel	3	0,008	0,011	0,008
Vollmilch	6	0,001	0,004	0,0015
Bier	4	0,001	0,005	0,003
Traubensaft	2	0,008	0,010	—
Trinkwasser (Wien)	6	0,00017	0,00049	0,00025
Diverse Waschmittel	6	<0,001	4,20	1,48

Tabelle 5
Arsen-Belastung der Erwachsenen durch die pro Monat aufgenommene Nahrung
(Auszug)

Lebensmittel	Verzehr [kg/Monat]	mittlere As-Belastung [µg/Monat]	Gesamt-belastung [%]	Anteil an der Gesamtnahrung [%]
Mehl	1,52	17,9	2,2	3,2
Reis	0,30	65,0	8,1	0,64
Gemüse	3,24	22,7	2,8	6,9
Kartoffel	3,22	42,9	5,3	6,9
Obst	4,80	273,5	33,9	10,3
Wein	1,22	13,2	1,6	2,6
Rindfleisch	0,78	43,6	5,4	1,7
Schweinefleisch	2,12	12,9	1,6	4,5
Sardinen	0,045	91,0	11,3	0,1
Eier	0,93	1,27	0,2	1,9
Schwarzbrot	3,05	18,1	2,2	6,5

Pilzes weitergegeben wird, wie ja auch im Fischorganismus die Anreicherung von Quecksilber an SH-Gruppen enthaltende Peptide bekannt ist.

Arsen fanden wir in beachtlichen Konzentrationen in Schollen, Meeresaal, Shrimps, Dorsch und Dorschleber. In Muscheln und Reis fanden wir ebenfalls gering erhöhte

Tabelle 6
Blei-Belastung der Erwachsenen durch die pro Monat aufgenommene Nahrung in Österreich (Auszug)

Lebensmittel	Verzehr [kg/Monat]	mittlere Pb-Belastung [mg/Monat]	Gesamt-belastung [%]	Anteil an der Gesamtnahrung [%]
Mehl	1,52	0,427	7,2	3,2
Zucker	2,07	0,409	6,9	4,4
Gemüse	3,24	0,518	8,8	6,9
Kartoffel	3,22	1,010	17,1	6,9
Obst	4,81	0,547	9,3	10,3
Bier	3,26	0,106	1,8	6,9
Alkoholfreie Getränke	2,88	0,388	6,6	6,2
Rindfleisch	0,79	0,085	1,4	1,7
Schweinefleisch	2,12	0,150	2,5	4,5
Würste	1,26	0,175	3,0	0,32
Milch	8,29	0,185	3,1	17,7
Weißbrot	1,37	0,110	1,9	2,9
Schwarzbrot	3,05	0,577	9,8	6,5

Tabelle 7
Cadmium-Belastung der Erwachsenen durch die pro Monat aufgenommene Nahrung in Österreich (Auszug)

Lebensmittel	Verzehr [kg/Monat]	mittlere Cd-Belastung [mg/Monat]	Gesamt-belastung [%]	Anteil an der Gesamtnahrung [%]
Mehl	1,52	0,116	5,8	3,2
Reis	0,30	0,081	4,0	0,64
Gemüse	3,24	0,080	4,0	6,9
Kartoffel	3,22	0,078	3,9	6,9
Obst	4,81	0,096	4,7	10,3
Wein	1,22	0,018	0,9	2,6
Rindfleisch	0,79	0,049	2,4	1,7
Schweinefleisch	2,12	0,030	1,5	4,5
Innereien	0,15	0,054	2,7	0,32
Milch	8,29	0,008	0,4	17,7
Weißbrot	1,37	0,040	2,0	2,9
Schwarzbrot	3,05	0,832	41,3	6,5

Gehalte an Arsen im Vergleich mit anderen Lebensmitteln. Tab. 4 zeigt den Arsengehalt einer Zahl ausgewählter Lebensmittelproben.

Aus der statistischen Auswertung für Arsen (Tab. 5), Blei (Tab. 6) und Cadmium (Tab. 7) ist zu erkennen, ob die Belastung mit Schwermetallen für einzelne Gruppen von Nahrungsmitteln über oder unter jenem Prozentsatz liegt, der dem Anteil des Nahrungsmittels in der Verzehrsstatistik entspricht. Tab. 8 zeigt eine Anzahl dieser prozentuellen Belastungen im Vergleich zum prozentuellen Gesamtverzehr. Diese Untersuchungen sind im Auftrag und im Einvernehmen mit dem Bundesministerium für Gesundheit und Umweltschutz in Österreich erstellt und im Rahmen eines langfristigen Konzepts zur Ermittlung der Belastung der Nahrung mit Kontaminanten durchgeführt worden. Bis zum gegenwärtigen Zeitpunkt haben wir etwa 1500 einzelne

Tabelle 8
Prozentuelle Belastung der Nahrung mit Schwermetallen

Lebensmittel	Verzehr [%]	Schwermetallbelastung [%]		
		Pb	Cd	As
Rindfleisch	1,7	1,4	2,4	5,4
Schweinefleisch	4,5	2,5	1,5	1,6
Innereien	0,3	0,2	2,7	0,9
Geflügel	1,4	1,2	0,4	0,0
Würste	2,7	3,0	1,2	0,9
Wurstkonserven	0,1	0,1	0,2	0,0
Sardinen	0,1	0,7	0,5	11,3
Thunfisch	0,1	0,1	0,2	1,4
Fischkonserven	0,0	0,0	0,2	6,1
Eier	2,0	0,8	0,7	0,2
Milch [l]	17,7	3,1	0,4	4,1
Joghurt [l]	1,3	0,8	0,4	0,7
Topfen	0,4	0,5	0,2	0,2
Käse	0,7	0,4	0,3	0,1
Butter	0,9	0,7	0,4	0,5
Öl [l]	1,1	0,9	0,5	0,1
Margarine	0,9	1,0	0,3	0,1
Schmalz	0,5	1,0	1,1	0,1
Weißbrot	2,9	1,9	2,0	0,6
Schwarzbrot	6,5	9,8	41,3	2,2
Mehl	3,2	7,2	5,8	2,2
Reis	0,6	0,5	4,0	8,1
Teigwaren	0,6	0,4	4,3	0,1
Grieß, Reis	0,4	1,1	1,8	1,0
Zucker	4,4	6,9	2,8	0,0
Marmelade	0,6	0,8	0,5	0,1
Schokolade	0,3	0,2	0,2	0,2
Konditoreiwaren	0,4	0,2	0,2	0,2
Gemüse	6,9	8,8	4,0	2,8
Kartoffel	6,9	17,1	3,9	5,3
Gemüsekonserven	0,7	1,5	0,7	0,3
Obst	10,3	9,3	4,7	33,9
Obstkonserven	0,4	0,9	0,1	0,2
Essig (l)	0,5	1,0	1,0	0,3
Salz	0,5	0,6	0,6	0,7
Bier (l)	6,9	1,8	0,3	2,2
Wein (l)	2,6	1,2	0,09	1,6
Obst-, Gemüsesaft	1,5	2,4	2,5	0,9
Alkoholfr. Getränke	6,2	6,6	3,9	3,2
Kaffee	0,5	1,2	1,3	0,3

Bleiuntersuchungen, ca. je 1200 Analysen von Quecksilber und Arsen und rund 800 Analysen von Cadmium in Lebensmitteln vorgenommen, die dieser Statistik zugrunde liegen.

Wir haben die Gesamtbelastung der Nahrung, ausgedrückt in mg Spurenelemente je Person und Monat, ausgewertet und folgende Ergebnisse erhalten (Tab. 9):

Für Blei beträgt die Belastung der Nahrung in Österreich 6,0 mg pro Person und Monat, wobei Säuglinge im Alter zwischen 1 und 12 Monaten zwischen 0,18 und 2,5 mg Blei pro Person und Monat aufnehmen. Für Cadmium lauten die Angaben 2,1 mg pro Person und Monat für Erwachsene und für Säuglinge 0,04 bis 0,61 mg pro Person und

Tabelle 9
Schwermetallaufnahme aus Lebensmitteln [mg/Person und Monat]

Metall	FAO/WHO Vorläufig annehmbare monatliche Aufnahme	Literaturangaben aus anderen Ländern	Ermittelter Wert
Pb	12,0	2–9,6	Erwachsene 5,9 Säuglinge 0,18–2,50
Cd	1,6–2,0	0,45–2,0	Erwachsene 2,02 Säuglinge 0,04–0,61
Hg	1,2	0,2–0,3	0,2
As	max. 100	geschätzt 2,1–27	0,9

Monat. Hier ist anzumerken, daß dies das einzige der von uns bisher untersuchten Spurenelemente ist, bei dem die von der WHO/FAO empfohlene Toleranzgrenze, die bei 2,0 mg pro Person und Monat liegt, überschritten wird. Für Quecksilber liegt die Gesamtbelastung der Nahrung pro Person und Monat bei 0,2 mg, im Falle des Arsens bei 0,8 mg pro Person und Monat. Für Arsen ist anzumerken, daß nur sehr wenige Daten aus anderen Ländern über die Belastung der Nahrung vorliegen und daß noch vor wenigen Jahren große analytische Schwierigkeiten bestanden, so daß Literaturwerte nur mit Vorsicht zu gebrauchen sind.

Ich danke meinen Mitarbeitern Herrn Dr. Ing. PFANNHAUSER, Frau Dipl.-Ing. SCHEIDL sowie Herrn Dipl.-Ing. PECHANEK für die wertvolle Zusammenarbeit.

Summary

H. WOIDICH and W. PFANNHAUSER: Heavy metals in foods — Analytical control in Austria

Cadmium, lead, mercury and arsenic were determined by means of atomic absorption spectrophotometry. The procedures used for digestion, extraction and concentration and the measuring technique are described. Nearly 1500 determinations of lead, 1200 determinations of mercury and arsenic, respectively, and 800 determinations of cadmium in foods permitted to calculate (taking into account the food habits) the dietary loads on the Austrian population. The loads per individual and month were: 5.9 mg lead (infants aged from 1–12 months: 0.18–2.5 mg), 2.02 mg cadmium (infants, 0.04–0.61 mg), 0.2 mg mercury and 0.9 mg arsenic. Whereas the cadmium intake was somewhat greater than the maximum value established by the FAO/WHO (1.6–2.0 mg/individual and month), the intakes of lead, mercury and arsenic were considerably lower than the maximum values.

Резюме

Х. Войдих и В. Пфаннхаузер: Тяжелые металлы в пище — аналитический контроль в Австрии

Определение кадмия, свинца, ртути и мышяка проводилось с помощью атомадсорбционной спектральной фотометрии. Описываются методы переведения металлов в растворимую форму, экстракции и обогащения а также и техника измерения. Ба основе определения тяжелых металлов в пищевых продуктах (свинца в 1500, ртути и мышьяка в 1200 и кадмия в 800 образцах), с учетом привычек питания определялась контаминация австрийского населения. Полученные нагрузки на человека в месяц соответствуют 5,9 мг свунца (грудные дети в возрасте от 1—12 месяцев 0,18—2,5 мг), 2,02 мг кадмия (грудные дети 0,04 до 0,61 мг), 0,2 мг ртути и 0,9 мг мышьяка. В то время как поступление кадмия находится мемного выше предела толерантности рекомендуемого ФАО/ВОЗом (1,6—2,0 мг на человека в месяц), содержание свинца, ртути и мышьяка ниже допустимого предела.

Univ.-Prof. Dr. H. Woidich und Dr. Ing. W. Pfannhauser, Forschungsinstitut der Ernährungswirtschaft, A-1190 Wien, Blaasstraße 29, Österreich

Eingegangen 5. 1. 1977

Die Nahrung	21	8	1977	697—704

Technische Universität Dresden, Sektion Chemie,
Wissenschaftsbereich Lebensmittelchemie und technische Biochemie, DDR
(Leiter: Prof. Dr. U. FREIMUTH)

Zur Alkalibehandlung von Proteinen 1. Mitt. Das Verhalten der Sulfhydryl- und Disulfidgruppen in alkalibehandeltem β-Lactoglobulin und α-Lactalbumin

H. NÖTZOLD, B. SCHLEGEL, D. BREITFELD und U. FREIMUTH

Die Alkalibehandlung von β-Lactoglobulin und α-Lactalbumin führt zum Abbau der Disulfidbindungen in den Proteinmolekülen.
Wird eine $0{,}8 \cdot 10^{-4}$ M β-Lactoglobulinlösung in 0,022 N Natronlauge (pH-Wert 12,0) 30 min bei 90 °C erhitzt, so sind von den insgesamt 4 Molen Disulfidgruppen und 2 Molen Sulfhydrylgruppen pro Mol dimeres β-Lactoglobulin 0,4 Mole Disulfidgruppen, 2,2 Mole Sulfhydrylgruppen und 1,8 Mole Sulfidionen pro Mol dimeres β-Lactoglobulin nachweisbar. Die Sulfidionen lassen sich direkt als Schwefelwasserstoff, aber auch aus der Differenz der Werte der amperometrisch-argentometrischen Titration und der ELLMANschen Methode (Umsetzung mit DTNB) bestimmen. Die Disulfidgruppen werden mit DTNB nach ihrer Reduktion mit Natriumborhydrid bestimmt. Die durch Reduktion mit Natriumborhydrid erhaltenen Sulfhydrylgruppen reoxidieren sich nach einem Geschwindigkeitsgesetz 2. Ordnung. Nach der Reduktion der Disulfidgruppen mit Natriumborhydrid wird die argentometrisch-amperometrische Sulfhydrylgruppenbestimmung mit der rotierenden Platinscheibenelektrode durch die Anwesenheit von Borsäure gestört.

Die Alkalibehandlung ist ein häufig durchgeführter technologischer Schritt bei der Verarbeitung von Proteinen. Mit steigendem pH-Wert finden dabei am Proteinmolekül u.a. durch Hydroxylionen induzierte Abbaureaktionen schwefelhaltiger funktioneller Gruppen statt. Während die Sulfhydryl- und Methylmercaptogruppen im Proteinverband gegenüber Hydroxylionen relativ beständig sind, werden die Proteindisulfidgruppen im alkalischen Milieu leicht abgebaut. Viele Vorstellungen über derartige Abbaumechanismen sind durch das Studium der Reaktion organischer Disulfide [1—5], insbesondere des oxydierten Glutathions und des Cystins [6—8] und von Cystinpeptiden [9] mit Hydroxylionen gewonnen worden. Organische Disulfide reagieren hauptsächlich nach nucleophilem Angriff der Hydroxylionen auf die Disulfidbindung zu Thiolen und Sulfinsäure. Diese Reaktion wird auch präparativ zur Herstellung bestimmter Thiole verwendet [10]. In Proteinen spaltet das Hydroxylion bevorzugt ein Proton von einem in β-Stellung zur Disulfidgruppe befindlichen C-Atom ab (β-Eliminierung). Der dabei entstehende α-Aminoacrylsäurerest kann mit verschiedenen Aminosäureresten reagieren, z. B. mit dem Lysinrest zu N^{ε}-(DL-2-Amino-2-carboxyäthyl)-α-Lysin (sog. Lysinoalanin) und mit dem Cysteinrest zu Lanthionin [11—14]. Auffallend bei der Alkalibehandlung von Proteinen ist die Bildung von Sulfidionen bzw. Hydrogensulfidionen. ROBBINS u. a. [15], später auch TANIGUCHI [16] haben gezeigt, daß beim pH-Wert 9,5 in Gegenwart einer Cadmiumhydroxid- bzw. Zinkhydroxidsuspension der Schwefel der Sulfhydryl- und Disulfidgruppen im Proteinverband vollständig in Sulfidionen überführt werden kann. Der Mechanismus solcher Reaktionen ist ungeklärt. Da β-Lactoglobulin in seiner dimeren Form vier Disulfidgruppen und zwei Sulfhydrylgruppen besitzt, während im α-Lactalbumin vier Disulfidgruppen enthalten sind, stellen die beiden leicht in reiner Form darzustellenden Proteine geeignete Modellsubstanzen dar, um derartige Umsetzungen an einem Eiweißmolekül zu studieren. In alkalibehandelten β-Lactoglobulin- und α-Lactalbuminlösungen haben wir die Sulfhydrylgruppen, Disulfidgruppen und Sulfidionen bestimmt.

Material und Methoden

β-Lactoglobulin und α-Lactalbumin wurden nach dem Verfahren von ASCHAFFENBURG u. a. [17] hergestellt. Die Präparate waren elektrophoretisch einheitlich. Eine $0,8 \cdot 10^{-4}$ M stickstoffgesättigte β-Lactoglobulinlösung in 0,022 N Natronlauge (pH 12,0) wurde innerhalb 1 min auf 90 °C erwärmt und dann 30 min bei dieser Temperatur belassen (Molekulargewicht des β-Lactoglobulins: 36000, dimere Form). Die Lösung wurde nach der Alkalibehandlung mit 0,5 N Salzsäure neutralisiert.

Eine $1,5 \cdot 10^{-5}$ M α-Lactalbuminlösung (Molekulargewicht des α-Lactalbumins: 14437), die $1 \cdot 10^{-3}$ Mole Tris-(hydroxymethyl)-aminomethan („Tris"), $1 \cdot 10^{-3}$ Mole Natriumdihydrogenphosphat und $0,2 \cdot 10^{-3}$ Mole Äthylendiamintetraessigsäure in 10 ml enthielt, wurde mit 0,5 N Natronlauge auf den pH-Wert 9,0, 10,0, 11,4 und 12,0 alkalisiert, innerhalb 1 min auf 90 °C erwärmt und dann 10, 20 und 40 min bei dieser Temperatur belassen. Neutralisiert wurde nach der Alkalibehandlung ebenfalls mit 0,5 N Salzsäure.

Die Sulfhydrylgruppenbestimmung erfolgte mit ELLMANS Reagens (5,5'-Dithiobis-2-nitrobenzoesäure, DTNB, „Serva" Feinbiochemica Heidelberg). Die Reaktion führten wir bei Zimmertemperatur in einer Glasküvette (1 cm Schichtdicke) durch Mischen von 3 ml der zu untersuchenden Proteinlösung ($1 \ldots 15 \cdot 10^{-5}$ M an Sulfhydrylgruppen, pH 8,1), 0,75 ml 2 mM DTNB-Lösung (pH 8,0, Phosphatpuffer) und 0,75 ml Trispuffer (pH 8,1) durch [18]. Vergleichsweise bestimmten wir den Sulfhydrylgehalt mit Hilfe der amperometrisch-argentometrischen Titration [19].

Die Disulfidgruppen versuchten wir einmal mit DTNB nach ROBYT u. a. [20, 21], zum anderen durch Reduktion mit Natriumborhydrid [22] zu bestimmen. Die Bestimmung der Disulfidgruppen mit Hilfe von DTNB, die nach Arbeiten der Autoren [20] auf dem nucleophilen Angriff des 3-Carboxylato-4-nitrothiophenolat-Ions (CNT-Ion) auf die Proteinsulfidbindung beruht, führten wir mit 2 ml Probelösung ebenfalls in der Glasküvette aus. Die Spaltung des gebildeten gemischten Disulfids erfolgte durch Alkalisierung (pH 10,5) mit 0,5 N Natronlauge. Zur Reduktion mit Natriumborhydrid (Alfa inorganic ventron, Beverly) werden 10 ml Proteinlösung, die $1 \cdot 10^{-5} \ldots 1 \cdot 10^{-6}$ Mole Sulfhydrylgruppen (nach vollständiger Reduktion) enthalten, in 0,1 M Trispuffer (pH 10,0) mit Harnstoff und festem Natriumborhydrid versetzt. Das Reduktionsgemisch ist 9 M an Denaturierungs- und 0,1 M an Reduktionsmittel. Die Reduktion ist bei 40 °C nach 60 min beendet. Durch Senkung des pH-Wertes auf 6 ... 7 wird Natriumborhydrid zerstört.

Während der Alkalibehandlung gebildeter Schwefelwasserstoff wurde in einer geschlossenen Apparatur mit Hilfe von Reinstickstoff in alkalische Zinkacetatlösung übergeleitet und photometrisch nach Umsetzung mit Dimethyl-p-methylendiaminhydrochlorid als Methylenblau bestimmt [16, 23]. Die Natriumsulfidstandardlösung, die zur Eichung der Methode benötigt wird, stellt man durch Lösen eines abgespülten Natriumsulfidkristalls ($Na_2S \cdot 9\,H_2O$ p. a.) in dest. Wasser her. Ihr Gehalt wird jodometrisch bestimmt.

Ergebnisse

Die beiden im dimeren Molekül des β-Lactoglobulins vorhandenen Sulfhydrylgruppen setzen sich nur in Gegenwart eines Denaturierungsmittels mit DTNB um. Für eine $5 \cdot 10^{-5}$ M β-Lactoglobulinlösung benötigten wir 5 mg Natriumdodecylsulfat pro ml Lösung, um nach 30 min eine vollständige Umsetzung zu erreichen (Abb. 1). In der alkalibehandelten $0,8 \cdot 10^{-4}$ M β-Lactoglobulinlösung fanden wir mit DTNB unabhängig vom Zusatz eines Denaturierungsmittels Extinktionswerte, die 6,0 Molen Sulfhydrylgruppen pro Mol dimeres β-Lactoglobulin entsprechen. Bei einem größeren Alkali/Protein-Verhältnis sind die Werte noch höher.

Die amperometrisch-argentometrische Titration liefert nach der Alkalisierung 2,2 Mole Sulfhydrylgruppen pro Mol dimeres β-Lactoglobulin. 1,9 ... 2,0 Mole Sulfhydrylgruppen pro Molekül dimeres β-Lactoglobulin werden durch diese Titration auch im nativen β-Lactoglobulin erfaßt.

Analoge Ergebnisse erhielten wir bei der Untersuchung der alkalibehandelten α-Lactalbuminlösung. Die Menge an Reaktionsprodukten, die mit DTNB unter Bildung des farbigen CNT-Ions reagiert, nimmt bei konstanter Temperatur mit der Zeit und

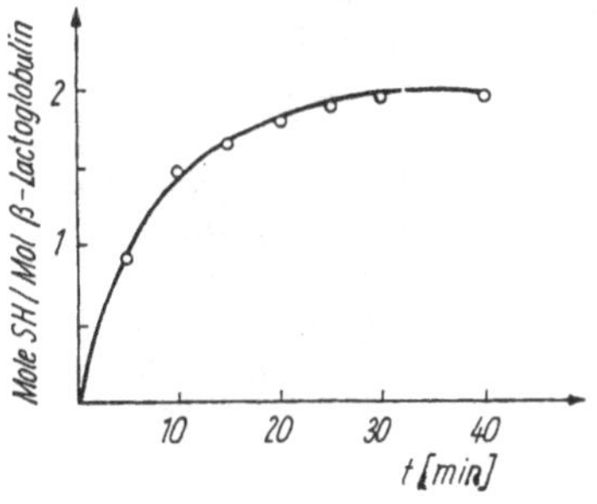

Abb. 1.

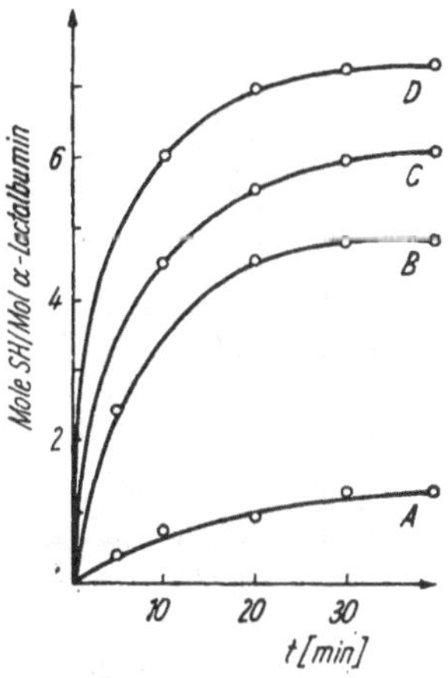

Abb. 2.

Abb. 1. Zeitabhängigkeit der Freisetzung von CNT-Ionen bei der Reaktion von DTNB mit β-Lactoglobulin ($5 \cdot 10^{-5}$ M Lactoglobulinlösung, 5 mg Natriumdodecylsulfat pro ml Lösung). Die Mole Sulfhydrylgruppen sind einer Cysteineichkurve entnommen.

Abb. 2. Abhängigkeit der CNT-Bildung von der Zeit der Alkalibehandlung einer α-Lactalbuminlösung ($1{,}5 \cdot 10^{-5}$ M α-Lactalbuminlösung, 90 °C, A = pH 9,0; B = pH 10,0; C = pH 11,4; D = pH 12,0). Die Mole Sulfhydrylgruppen sind einer Cysteineichkurve entnommen

steigendem pH-Wert zu (Abb. 2). Mit der amperometrisch-argentometrischen Titration lassen sich in der alkalibehandelten α-Lactalbuminlösung (pH 12, 40 min) 0,2 ... 0,5 Mole Sulfhydrylgruppen pro Mol α-Lactalbumin nachweisen.

Wird die alkalibehandelte β-Lactoglobulinlösung vor der Sulfhydrylgruppenbestimmung dialysiert (24 h, stickstoffgesättigtes dest. Wasser), so lassen sich mit DTNB nur noch 1,4 Mole Sulfhydrylgruppen und mit der amperometrisch-argentometrischen Titration 1,1 Mole Sulfhydrylgruppen pro Mol dimeres β-Lactoglobulin erfassen. Erfolgte die angegebene Alkalibehandlung der β-Lactoglobulinlösung in einer geschlossenen Apparatur, so konnten wir nach dem Ansäuern durch Schwefelsäure mit Stickstoff 1,8 Mole Schwefelwasserstoff pro Mol dimeres β-Lactoglobulin übertreiben (Abb. 3). Die alkalibehandelte α-Lactalbuminlösung lieferte 3,5 Mole Schwefelwasserstoff pro Mol α-Lactalbumin, das sind etwa 44% des Gesamtschwefels der Disulfidgruppen im Molekül des α-Lactalbumins. Die Bildungs-Geschwindigkeit von Sulfid- und Hydrogensulfidionen in alkalischen β-Lactoglobulin- und α-Lactalbuminlösungen ist stark vom Alkali/Protein-Verhältnis abhängig. Wir verglichen die Bildung von Sulfid- und Hydrogensulfidionen beider Proteine. Bei einem Konzentrationsverhältnis von $1 \cdot 10^3$ Molen Hydroxylionen auf 1 Mol Disulfidbindung im dimeren β-Lactoglobulin bzw. α-Lactalbumin (90 °C, 30 min) bildete α-Lactalbumin nach dem Ansäuern 1,5 mal mehr Schwefelwasserstoff als β-Lactoglobulin. Die Disulfidbindungen des α-Lactalbumins besitzen im Vergleich zu denen des β-Lactoglobulins eine größere Alkalilabilität.

Sulfidionen werden von der argentometrisch-amperometrischen Titration unter den von uns angewendeten Bedingungen nicht erfaßt. DTNB setzt sich dagegen stöchio-

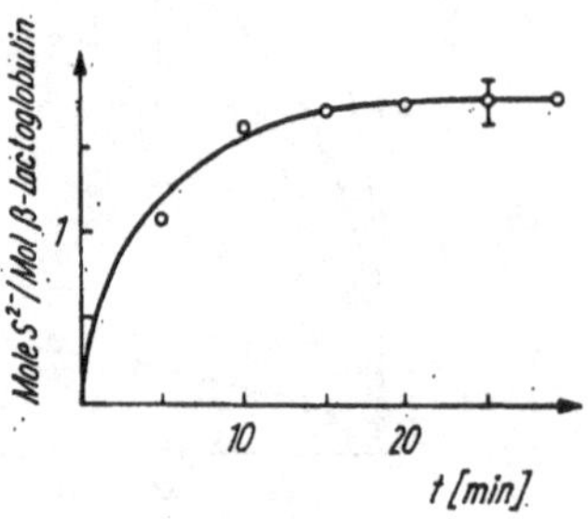

Abb. 3.

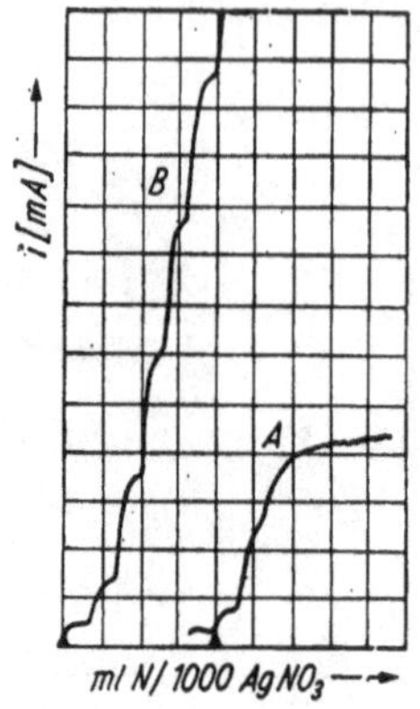

Ahb. 4.

Abb. 3. Abhängigkeit der Schwefelwasserstoffbildung von der Zeit der Alkalibehandlung einer β-Lactoglobulinlösung ($0,8 \cdot 10^{-4}$ M β-Lactoglobulinlösung in 0,022 N Natronlauge, 90 °C). Die Mole Sulfidionen sind einer Natriumsulfideichkurve entnommen.

Abb. 4. Verlauf der Titrationskurve der amperometrisch-argentometrischen Titration (0,1 ml N/1000 Silbernitratlösung pro min, registriert am ungarischen Polarographen OH 102). A = ohne Borsäure; B = in Gegenwart von Borsäure

Tabelle 1
Sulfhydrylgruppenbestimmung in nativem und alkalibehandeltem β-Lactoglobulin ($0,8 \cdot 10^{-4}$ M β-Lactoglobulinlösung, 0,022 N Natronlauge, 90 °C, 30 min)

	Mole Sulfhydrylgruppen pro Mol dimeres β-Lactoglobulin	
	DTNB-Methode	amperometrisch-argentometrische Titration
natives β-Lactoglobulin	2,0	1,9 ...2,0
alkalibehandeltes β-Lactoglobulin	6,0	2,2
alkalibehandeltes β-Lactoglobulin nach der Dialyse	1,4; 2,3[1]	1,1
während der Alkalibehandlung entstandene Sulfidionen (mit DTNB als Sulfhydrylgruppen bestimmt)	3,6[2]	–

[1] nach Reduktion mit Natriumborhydrid
[2] 1,8 Mole Schwefelwasserstoff pro Mol dimeres β-Lactoglobulin

metrisch mit Sulfidionen um, dabei bildet 1 Mol Sulfidionen 2 Mole CNT-Ionen, d. h. 1 Mol Sulfidionen reagiert mit DTNB wie 2 Mole Proteinsulfhydrylgruppen. Die Differenz zwischen den Werten der DTNB-Methode zur Bestimmung von Sulfhydrylgruppen (6,0 Mole Sulfhydrylgruppen pro Mol dimeres β-Lactoglobulin) und der argentometrisch-amperometrischen Titration (2,2 Mole Sulfhydrylgruppen pro Mol dimeres β-Lactoglobulin) entspricht unter Berücksichtigung der Fehler der Methoden der gefundenen Menge Schwefelwasserstoff (1,8 Mole Schwefelwasserstoff pro Mol dimeres β-Lactoglobulin, das sind auf Grund der angegebenen Stöchiometrie 3,6 Mole Sulfhydrylgruppen pro Mol dimeres β-Lactoglobulin). Die gebildeten Sulfidionen sind durch Dialyse entfernt worden. Die Bilanzierung der erhaltenen Werte (Tab. 1) zeigt, daß während der Dialyse etwa 1 Mol Sulfhydrylgruppen pro Mol dimeres β-Lactoglobulin in mit beiden Methoden nicht erfaßbare Reaktionsprodukte überführt worden ist. Das könnten zu Disulfiden reoxydierte Sulfhydrylgruppen, aber auch Oxydationsprodukte des Schwefels höherer Ordnung sein.

Wir bestimmten weiterhin in β-Lactoglobulin und α-Lactalbumin die Disulfidgruppen, um ihren Abbau während der Alkalibehandlung zu verfolgen.

Mit DTNB lassen sich nach der Reduktion der Proteine mit Natriumborhydrid 10 Mole Sulfhydrylgruppen pro Mol dimeres β-Lactoglobulin und 8 Mole Sulfhydrylgruppen pro Mol α-Lactalbumin bestimmen. Das sind in beiden Molekülen alle nach vollständiger Reduktion theoretisch zur Verfügung stehenden Sulfhydrylgruppen, sie entsprechen 4 Molen Disulfidgruppen pro Mol dimeres β-Lactoglobulin und 4 Molen Disulfidgruppen pro Mol α-Lactalbumin.

Die durch Reduktion mit Natriumborhydrid gebildeten Sulfhydrylgruppen haben eine merkliche Tendenz, sich zu reoxydieren. Diese Reoxydation (bzw. Rekombination) verläuft in einer mit Stickstoff gesättigten Lösung (0,04 mM Tris; 3,6 Harnstoff; pH 8,1) nach einem Geschwindigkeitsgesetz zweiter Ordnung:

$$\frac{dc_{SH}}{dt} = kc_{SH}^2$$

Die ermittelten Geschwindigkeitskonstanten sind für α-Lactalbumin k = 67 l · $Mol^{-1} \cdot min^{-1}$, für dimeres β-Lactoglobulin k = 28 l · $Mol^{-1} \cdot min^{-1}$. Die reoxydierten Proteinlösungen lassen sich mit Natriumborhydrid wieder vollständig reduzieren.

Bestimmten wir die Sulfhydrylgruppen nach der Reduktion der Proteine mit Natriumborhydrid mit Hilfe der amperometrisch-argentometrischen Titration, so konnten wir nur 70% aller Sulfhydrylgruppen erfassen. Die zum Vergleich durchgeführte Reduktion von oxydiertem Glutathion mit Natriumborhydrid erbrachte mit DTNB 2 Mole Sulfhydrylgruppen, mit Hilfe der amperometrisch-argentometrischen Titration dagegen nur etwa 1,4 Mole Sulfhydrylgruppen pro Mol oxydiertes Glutathion. Wie aus Abb. 4 ersichtlich ist, wirkt sich die bei der Hydrolyse von Natriumborhydrid entstehende Borsäure störend auf die amperometrisch-argentometrische Titration aus. Steigende Borsäurekonzentrationen verhindern die Abscheidung der Silberionen an der rotierenden Platinscheibenelektrode. Der gekrümmte Verlauf der Titrationskurve läßt keine exakte Auswertung mehr zu.

Die Bestimmung des Disulfidgehaltes in β-Lactoglobulin und α-Lactalbumin mit DTNB nach der von ROBYT u. a. [20, 21] angegebenen Methode ist uns nicht gelungen. Nach der Einstellung der Lösung auf den pH-Wert 10,5 zur Spaltung der gemischten Disulfide haben wir keine Erhöhung der Extinktion beobachten können. Den Autoren gelang die Bestimmung aller vier Disulfidgruppen des Lysozyms nur nach einer denaturierenden Vorbehandlung. Übertrugen wir die angegebenen Parameter für die denaturierende Vorbehandlung einer $1{,}5 \cdot 10^{-5}$ M Lysozymlösung (50 mM Tris-Phosphat-Puffer, 20 mM Äthylendiamintetraessigsäure, pH 11,4, 10 min, 90 °C) auf eine $1{,}5 \cdot 10^{-5}$ M α-Lactalbuminlösung, so ergab sich bereits vor der Zugabe von 2-Mercaptoäthanol bei pH 8,1 eine Reaktion mit DTNB. (2-Mercaptoäthanol dient zur Erzeugung von CNT-Ionen, da Lysozym und α-Lactalbumin keine Sulfhydrylgruppen besitzen.) Mit Sicherheit sind bereits bei der Vorbehandlung durch den Abbau der Disulfidbindungen Sulfidionen entstanden, die dann mit DTNB reagieren.

Die alkalibehandelte β-Lactoglobulinlösung reduzierten wir sofort nach der Dialyse mit Natriumborhydrid und ermittelten mit DTNB 2,3 Mole Sulfhydrylgruppen pro

Mol dimeres β-Lactoglobulin. Aus den Werten vor und nach der Reduktion (1,4 Mole; 2,3 Mole, vgl. Tab. 1) ist zu entnehmen, daß 0,45 Mole Disulfidgruppen pro Mol dimeres β-Lactoglobulin reduziert worden sind.

Nach den vorliegenden Ergebnissen ist keine Aussage möglich, ob diese 0,9 Mole Sulfhydrylgruppen durch Reduktion der ursprünglich vorhandenen oder aus den während der Dialyse aus Sulfhydrylgruppen gebildeten Disulfidgruppen enstanden sind.

Diskussion

Sulfidionen, die durch Alkalibehandlung von Proteinlösungen gebildet werden, kann man direkt als Schwefelwasserstoff oder aus der Differenz der amperometrisch-argentometrischen Titration und der Umsetzung mit DTNB ermitteln. Sulfitionen und Thiosulfationen, die sich wie Sulfidionen mit DTNB unter Bildung von CNT-Ionen umsetzen [24, 25], sind in alkalibehandelten Proteinlösungen nicht zu erwarten.

Sollen Disulfidbindungen einer Proteinlösung durch Reduktion mit Natriumborhydrid bestimmt werden, so müssen in der Lösung vorhandene Sulfidionen vor der Bestimmung entfernt werden. Da die Sulfidionen bei der Zerstörung des Natriumborhydrids (pH 6 ... 7, Durchblasen von Stickstoff) teilweise als Schwefelwasserstoff entweichen, ist bei Anwesenheit von Sulfidionen keine Bilanzierung der gefundenen Sulfhydrylgruppen möglich. Neben der von uns angewendeten Dialyse ist zur Entfernung von Sulfidionen auch die Gelfiltration geeignet [26]. Nach der Reduktion der Disulfidgruppen mit Natriumborhydrid ist mit Reoxydationserscheinungen zu rechnen. Solche Reoxydationserscheinungen wurden bereits von ANDERSON [27] am Rinderserumalbumin beschrieben. Eine Möglichkeit zur Stabilisierung wird von KIRKPATRICK u. a. [28] vorgeschlagen. Sie verwenden als Reduktionsmittel Tributylphosphin.

Durch amperometrisch-argentometrische Titration werden nicht alle nach der Reduktion mit Natriumborhydrid gebildeten Sulfhydrylgruppen erfaßt. Nach unseren Experimenten ist die Borsäure für diese Störung verantwortlich. MROWETZ u. a. [29] fanden auch bei der polarographischen Sulfhydrylgruppenbestimmung in borsäurekonservierten Milchproben um 10% niedrigere Sulfhydrylgruppengehalte als in nichtkonservierter Milch.

Tabelle 2
Disulfidgruppen, Sulfhydrylgruppen und Sulfidionen in nativem und alkalibehandeltem β-Lactoglobulin[1]

	Disulfidgruppen pro Mol dimeres β-Lactoglob.	Sulfhydrylgruppen pro Mol dimeres β-Lactoglob.	Sulfidionen pro Mol dimeres β-Lactoglob.	Summe S-Atome
natives β-Lactoglobulin	4[2]	2[3, 4]	keine	10
alkalibehand. β-Lactoglobulin	0,4[2]	2,2[4]	1,8	4,8

[1] Alkalibehandlung: 0,8 · 10^{-4} M β-Lactoglobulinlösung in 0,022 N Natronlauge (pH-Wert 12,0), 90 °C, 30 min
[2] DTNB-Methode nach Reduktion mit Natriumborhydrid
[3] DTNB-Methode
[4] Amperometrisch-argentometrische Titration

Die Alkalibehandlung der β-Lactoglobulinlösung (0,8 · 10^{-4} M in 0,022 N Natronlauge, 90 °C, 30 min) führte zu nahezu vollständigem Abbau der vier Disulfidbindungen des dimeren Moleküls (Tab. 2). Etwa 50% aller im β-Lactoglobulin-Molekül als Disulfidgruppen und Sulfhydrylgruppen vorhandenen Schwefelatome sind während der Alkalibehandlung in Reaktionsprodukte umgewandelt worden, die durch die angewandten analytischen Verfahren nicht angezeigt werden.

Summary

H. Nötzold, B. Schlegel, D. Breitfeld and U. Freimuth: On the alkali treatment of proteins. Part I. The behaviour of sulphhydryl and disulphide groups in alkali-treated β-lactoglobulin and α-lactalbumin

The alkali treatment of β-lactoglobulin and α-lactalbumin results in the splitting of disulphide bonds in the protein molecules.

When a 0.8 · 10^{-4} M β-lactoglobulin solution in a 0.022 N sodium hydroxide solution (pH = 12) is heated at 90 °C for 30 min, 0.4 M disulphide groups, 2.2 M sulfhydryl groups and 1.8 M sulphide ions/M dimeric β-lactoglobulin are detectable of the total of 4 M disulphide groups and 2 M sulfhydryl groups/M dimeric β-lactoglobulin. The sulphide ions can be determined directly in the form of hydrogen sulphide or by calculating the difference between the values from the amperometric-argentometric titration and those from the method of Ellman (reaction with DTNB). The disulphide groups are determined with the aid of DTNB after reduction with sodium borohydride. The sulfhydryl groups obtained by reduction with sodium borohydride re-oxidize, the reaction velocity being of the second order. If the disulphide groups are reduced with sodium borohydride, the argentometric-amperometric determination of the sulfhydryl groups by means of the platinum rotating-disk electrode is disturbed by the presence of boric acid.

Резюме

Х. Нетцольд, Б. Шлегель, Д. Брейтфельд и У. Фреймут: К щелочной обработке белков. Сообщ. I. Поведение сульфгидрильных и дисульфидных групп в обработанных щелочью β-лактоглобулине и α-лактальбумине.

Обработка β-лактоглобулина и α-лактальбумина щелочью приводит к расщеплению дисульфидных связей в молекулах белка.

Пру нагревании 0,8 · 10^{-4} M раствора β-лактоглобулина в 0,022 N растворе едкого натра (pH 12,0) в течение 30 минут при 90 °C из общего числа 4 молей дисульфудных групп и 2 молей сульфгидрульных групп на моль димерного β-лактоглобулина обнаруживаются 0,4 молей дисульфидных групп, 2,2 молей сульфгидрильных групп и 1,8 молей сульфидных ионов на моль димерного β-лактоглобулина. Сульфидные ионы прямо определяются как сероводород или из разницы величин, полученных амперометрически-аргентомертической титрацией и методом Эллмана (реакция обмена с DTNB). Дисульфидные группы определяются с помощью DTNB после восстановления с натрий гидридом бора. Полученные после восстановления с натрий гидридом бора сульфгидрильные группы повторно окисляются по закону скорости второго порядка. После восстановления дисульфидных групп натрий гидридом бора нарушается аргентометрически-амперометрическое определение сульфгидрильных групп с вращающимся пластинчатым платиновым электродом из-за присутствия бора.

Literatur

[1] Danehy, J. P., u. W. H. Hunter, J. org. Chem. 32, 2047 (1967).
[2] Danehy, J. P., u. J. A. Kreuz, J. Amer. Chem. Soc. 83, 1109 (1961).
[3] Donovan, J. W., u. T. M. White, Biochemistry 10, 32 (1970).
[4] Parker, A. J., u. N. Kharasch, Chem. Rev. 59, 583 (1959).
[5] Schöberl, A., u. H. Tausent, Proc. int. Wool Textile Res. Conf., Australia 1955, Vol. C, S. 150.

[6] ANDERSON, L. O., u. G. BERG, Biochem. biophysica Acta [Amsterdam] **192**, 534 (1969).
[7] SOKOLOVSKI, M., T. SADEH u. A. PATCHORNIK, J. Amer. Chem. Soc. **86**, 1212 (1964).
[8] STRICKS, W. J., u. J. M. KOLTHOFF, Analyt. Chem. **25**, 1050 (1953).
[9] GAWRON, O., u. G. ODSTRCHEL, J. Amer. chem. Soc. **89**, 3263 (1967).
[10] KHARASCH, N., u. R. S. SWIDLER, J. org. Chem. **19**, 1704 (1954).
[11] BOHAK, Z., J. biol. Chem. **239**, 2878 (1964).
[12] BOHAK, Z., zit. bei SPANDE, T. F., B. WITKOP, Y. DEGANI u. A. PATCHORNIK, Advances Protein Chem. **24**, 97 (1970).
[13] FREIMUTH, U., B. SCHLEGEL, E. GAHNER u. H. NÖTZOLD, Nahrung **18**, K 5 (1974).
[14] ZAHN, H., u. L. LUMPER, HOPPE-SEYLER's Z. physiol. Chem. **349**, 77 (1968).
[15] ROBBINS, F. M., u. J. A. FIORITI, Nature **200**, 577 (1963).
[16] TANIGUCHI, N., Analyt. Biochem. (New York) **40**, 200 (1971).
[17] ASCHAFFENBURG, K., u. J. DREWRY, Biochem. J. **65**, 273 (1957).
[18] ELLMAN, G. L., Arch. Biochem. Biophysics **82**, 70 (1959).
[19] NÖTZOLD, H., B. SCHLEGEL, I. TINIUS u. U. FREIMUTH, Z. Chem. **12**, 24 (1972).
[20] ROBYT, J. F., R. J. ACKERMAN u. C. G. CHITTENDEN, Arch. Biochem. Biophysics **147**, 262 (1971).
[21] ACKERMAN, R. J., u. J. F. ROBYT, Analyt. Biochem. (New York) **50**, 656 (1972).
[22] MOORE, S., R. D. COLE, H. G. GRUNDLACH u. W. H. STEIN, Proc. 4th Intern. Congr. Biochem., Wien 1958.
[23] GÖTZE, B., Diplomarbeit Technische Universität Dresden, 1972.
[24] ELLMAN, G. L., Arch. Biochem. Biophysics **74**, 443 (1958).
[25] MAN, MING, u. R. G. BRYANT, Analyt. Biochem. (New York) **57**, 429 (1974).
[26] BUTTERWORTH, P. H. W., H. BAUM u. J. PORTER, Arch. Biochem. Biophysics **118**, 716 (1967).
[27] ANDERSSON, L.-O., Arch. Biochem. Biophysics **133**, 277 (1969).
[28] KIRKPATRICK, A., u. J. A. MCLAREN, Analyt. Biochem. (New York) **56**, 137 (1973).
[29] MROWETZ, G., u. H. KLOSTERMEYER, Z. Lebensmittel-Unters. u. -Forsch. **149**, 134 (1972).

Prof. Dr. rer. nat. habil. U. FREIMUTH, Wissenschaftsbereich Lebensmittelchemie der Sektion Chemie der Technischen Universität Dresden, DDR-8027 Dresden, Mommsenstr. 13

Eingegangen 27. 12. 1976

Die Nahrung	21	8	1977	705–710

Zentralinstitut für Ernährung in Potsdam-Rehbrücke (Direktor: Prof. Dr. H. HAENEL), Forschungszentrum für Molekularbiologie und Medizin, Akademie der Wissenschaften der DDR und Forschungszentrum für Nahrungs- und Ernährungshygiene des Instituts für Hygiene und Epidemiologie in Prag, ČSSR (Leiter: Prof. Dr. A. WOLF)

Beitrag zur Migration und Toxikologie von 2-(2'-Hydroxy-3'-tert.butyl-5'-methylphenyl)-5-chlorbenztriazol

W.-J. UHDE und J. HORÁČEK

Untersuchungen zum Einsatz eines UV-Absorbers auf Hydroxybenztriazol-Basis für Bedarfsgegenstände aus Niederdruck- und Hochdruck-Polyäthylen sowie Polypropylen zeigen, daß bei wäßrigen und sauren Lebensmitteln und bei alkoholischen Genußmitteln mit niedrigem Alkoholgehalt nur eine geringe Migration stattfindet. Sonnenblumenöl, n-Heptan (als eine fettsimulierende Testlösung) und 50%iges Äthanol als Testlösungen ergeben höhere Migrationswerte. Zur Bestimmung des UV-Absorbers werden gaschromatographische, polarographische und dünnschichtchromatographische Methoden eingesetzt. Aufgetretene Bedenken über eine mögliche photosensibilisierende Wirkung von 2-(2'-Hydroxy-3'-tert.butyl-5'-methylphenyl)-5-chlorbenztriazol werden experimentell überprüft und erweisen sich als unbegründet. Gegen den Einsatz von 0,3% des UV-Absorbers zur Stabilisierung von Polyolefinen für die Lebensmittelverpackung gibt es für die meisten Lebensmittel keine gesundheitlichen Bedenken. Im Falle fetthaltiger und stark alkoholischer Lebensmittel muß eine Zulassung jedoch von den Anwendungsbedingungen abhängig gemacht werden.

Für die Stabilisierung von Polyolefinen gegen UV-Licht wird empfohlen, bei Polypropylen 0,3 bis 0,6% und bei Polyäthylen 0,2 bis 0,4% 2-(2'-Hydroxy-3'-tert.butyl-5'-methylphenyl)-5-chlorbenztriazol[1] einzusetzen [1]. Infolge seiner geringen Flüchtigkeit bei hohen Temperaturen und seiner guten Beständigkeit gegen thermische Zersetzung kann es ohne nennenswerte Verluste und Zersetzung bei der Verarbeitung eingesetzt werden. Neben der eigentlichen Erhöhung der Lichtschutzstabilisierung des Plastmaterials selbst kann die Anwesenheit des UV-Absorbers auch auf das verpackte Lebensmittel hinsichtlich der Haltbarkeit einen günstigen Einfluß ausüben.

Die LD_{50} per os für Mäuse und Ratten ist mit > 5000 mg/kg Körpergewicht der Versuchstiere sehr hoch. Die einmal täglich über 4 Wochen vorgenommene Applikation einer 5%igen Emulsion des Präparates in wäßrigem Gummiarabikum ergab keine lokale Irritation und keine resorptive Giftwirkung. Auch Untersuchungen zur subchronischen Toxizität (90-Tage-Versuch) verliefen befriedigend [12].

Auf eine mögliche photosensibilisierende Wirkung ist von JANEČKOVÁ u. a. [14] hingewiesen worden. Auf Grund der ausgedehnten toxikologischen Prüfungen kann der UV-Absorber in den geprüften Konzentrationen als nicht toxische Substanz angesehen werden. Als tolerierbarer Migrationswert werden 10 ppm vorgeschlagen [13].

Im Rahmen der hier vorliegenden Arbeit soll nachgewiesen werden, ob dieser in Polyolefinen vorhandene UV-Absorber vom Benztriazol-Typ von Lebensmittel-Modellflüssigkeiten herausgelöst wird. Zu diesem Zweck mußten zunächst geeignete

[1] Tinuvin 326, Handelsname der CIBA-GEIGY AG, Basel (Schweiz)

analytische Methoden erarbeitet werden. Insbesondere galt es, zuverlässige Isolierungsverfahren zu entwickeln. Auch der bestehende Verdacht hinsichtlich einer photosensibilisierenden Wirkung des o. g. UV-Absorbers sollte nachgeprüft werden.

Versuchsdurchführung und Methodik der Migrationsuntersuchungen

Als Probenmaterial standen der technisch hergestellte UV-Absorber und damit stabilisierte Platten aus Niederdruck-Polyäthylen, Hochdruck-Polyäthylen und Polypropylen zur Verfügung. Die Abmessungen der Platten betrugen 10 × 10 cm, die Dicke lag bei etwa 1 mm. Der Anteil an UV-Absorber war abgestuft und betrug max. 0,6%. Bei der Versuchsdurchführung wurden sowohl die Bedingungen des DDR-Gebrauchstestes für Plaste im Lebensmittelverkehr [2] als auch die in der ČSSR gültigen Untersuchungsvorschriften [3] zugrunde gelegt.

Über Trennung und Nachweis von UV-Absorbern auf Basis von Hydroxyphenylbenztriazol ist nur wenig bekannt. VAN DER HEIDE [4] beschreibt ein spektrophotometrisches Verfahren, das eine direkte Bestimmung einiger Hydroxyphenylbenztriazole in verschiedenen lebensmittelersetzenden Flüssigkeiten ermöglichen soll.

SOUCEK u. a. [5] identifizierten und bestimmten UV-Absorber in Polypropylen durch differentiale UV-Spektrophotometrie. Nach früher durchgeführten Untersuchungen lassen sich diese UV-Absorber semiquantitativ mittels Dünnschichtchromatographie und quantitativ mittels Polarographie gut bestimmen [6]. Auch die Gaschromatographie wurde von verschiedenen Autoren vorgeschlagen [4, 7, 8, 15]. ROBERT u. a. [8] haben dabei das in Methylenchlorid gelöste Polymere direkt in den Gaschromatographen eingespritzt. Trotz der skeptischen Meinung von CROMPTON [9] haben wir mit gutem Erfolg die Gaschromatographie im Rahmen unserer Migrationsuntersuchungen eingesetzt. Bei dieser Methode stören die üblicherweise verwendeten Plastadditive nicht [10].

Arbeitsvorschrift

Apparate und Reagenzien

Kathodenstrahlpolarograph K 1000 der Southern Analytical Ltd., polarographische Zelle nach NOVAK mit seitlich angesetztem Entlüftungsrohr und Bodenquecksilber
Gaschromatograph, Packard-Instr., Modell Becker 419 mit Zubehör
Standard-Ausrüstung für die Dünnschicht-Chromatographie
Kieselgel G der Fa. Merck, Darmstadt (BRD)
Analysenquarzlampe, UV-Licht 365 nm
Bombenstickstoff mit Pyrogallollösung und Wasser gewaschen
Leitelektrolyt: 160 ml Benzol, 120 ml Perchlorsäure (5 N), 40 ml Wasser und Äthanol ad 1000 ml
Sprühreagenz I: Lösung von 200 mg Echtrotsalz AL und 100 mg Natriumacetat in 10 ml Wasser
Sprühreagenz II: Nacheinanderfolgendes Besprühen mit 5%iger Eisen(III)-chlorid-Lösung, 5%iger Kaliumhexacyanoferrat(III)-Lösung und 1 N Salzsäure
Fließmittel: n-Heptan + Chloroform (4 + 1).

Halbquantitative dünnschicht-chromatographische Bestimmung (Screening-Methode)

Die halbquantitative Bestimmung der Hydroxyphenylbenztriazole erfolgt nach dem visuellen Fleckenvergleich auf den mit Kieselgel G beschichteten Glasplatten der Größe 20 × 20 cm. Auf die Startpunkte 1, 3, 5 und 7 werden in einem Abstand von 2 cm zunehmende Mengen der UV-Absorber-Vergleichslösung (0,1%ige Lösung in Chloroform) und auf die Startpunkte 8, 6, 4 und 2 ebenfalls zunehmende Mengen der eingeengten Extraktlösung[2] aufgetragen. Zum Sichtbarmachen der Flecken wird die Platte unter der Analysenquarzlampe bei 365 nm betrachtet. Die Flecken können auch durch

[2] Bei Verwendung von Sonnenblumenöl als Testflüssigkeit werden 20 ml mit 50 ml n-Pentan verdünnt und dreimal mit je 10 ml wäßrigem Acetonitril (5% Wasser) 5 min kräftig im Scheidetrichter geschüttelt. Die vereinigten Acetonitrilextrakte werden nach Zugabe von 50 ml n-Pentan ausgeschüttelt, vorsichtig im Vakuum in einem Spitzkölbchen auf 1 ml eingeengt und chromatographiert.

Besprühen mit Echtrotsalz-AL-Lösung (Sprühreagenz I) oder mit Berliner-Blau-Reagenz (Sprühreagenz II) nach kurzzeitigem Erwärmen auf 100 °C sichtbar gemacht werden. Die für den Fleckenvergleich zweckmäßige Menge sollte durch ein Vorchromatogramm ermittelt werden. Dasjenige Fleckenpaar (Analysen- und Vergleichslösung), das hinsichtlich Fleckengröße und Intensität miteinander gleich ist, dient entsprechend der aufgetragenen Vergleichsmenge als Berechnungsgrundlage. Nachweisgrenze: 0,01 ppm.

Gaschromatographische Bestimmung

Säule: Edelstahl, 3 mm Außendurchmesser, 1 m Länge, gefüllt mit Chromosorb W (80—100 mesh), belegt mit 10% SE-30

Gase: Stickstoff, 20 ml/min; Wasserstoff, 30 ml/min; Luft, 300 ml/min

Injektortemperatur: 260 °C

FID-Temperatur: 280 °C

Temperaturprogrammierung: Start 180 °C, nach 2 min Temperaturgradient 5 °C/min bis 270 °C.

Migrat wird bis zur Trockne eingedampft und mit Chloroform aufgenommen; davon werden wie üblich 2—5 µl injiziert. Auswertung der Gaschromatogramme erfolgte anhand einer unter den gleichen Bedingungen aufgestellten Eichkurve. Nachweisgrenze: 0,06 ppm.

Polarographische Bestimmung

Zur Bestimmung des UV-Absorbers wird der Rückstand der zur Trockne gedampften Testlösung sorgfältig in 3 ml der o. g. Leitelektrolytlösung aufgenommen. Zur Entfernung des Luftsauerstoffs wird 5 min Stickstoff durchgeleitet und anschließend im Bereich von —1,3 bis —1,8 Volt polarographiert. Das Halbstufenpotential liegt bei —1,5 Volt, gemessen gegen Bodenquecksilber. Die Auswertung der Peakhöhe erfolgt nach einer Eichkurve. Zur Aufstellung der Eichkurve werden aliquote Teile einer chloroformischen Stammlösung im Trockenschrank bei 100 °C eingedampft und der Rückstand mit einer entsprechenden Menge Leitelektrolytlösung aufgenommen. Nachweisgrenze: 0,1 ppm.

Da beim Abdampfen der wäßrigen, sauren und alkoholischen Testflüssigkeiten größere Verluste an UV-Absorber auftreten, ist dieser durch Extraktion mit n-Heptan zu isolieren. Zum Ausschütteln von 250 ml Testflüssigkeit werden zweimal je 20 ml und einmal 10 ml n-Heptan verwendet. Bei den 50%igen alkoholischen Testflüssigkeiten ist vor der Extraktion zur besseren Trennung der Phasen etwas Wasser hinzuzufügen. Die Heptanextrakte werden im Vakuum zur Trockne gedampft, der Rückstand wird sofort sorgfältig im Leitelektrolyt gelöst und anschließend polarographiert.

Bei Verwendung von Sonnenblumenöl wird der UV-Absorber vorher säulenchromatographisch vom Öl abgetrennt [11]. Zur Bestimmung wird dann das als Elutionsmittel verwendete Cyclohexan abgedampft, der Rückstand in Leitelektrolyt-Lösung aufgenommen und wie oben beschrieben verfahren.

Migrationsergebnisse

Ausgewählte Ergebnisse der Migrationsuntersuchungen sind in Tab. 1—3 zusammengefaßt. Bei der Berechnung der Werte wurde von der Annahme ausgegangen, daß 2000 cm² Verpackungsoberfläche mit 1 kg bzw. 1 l Lebensmittel in Berührung kommen. Diesem Verhältniswert liegen internationale Erfahrungen zugrunde und schließen schon einen Sicherheitsfaktor ein.

Die in Wasser, verdünnte Essigsäure und verdünnten Alkohol migrierte UV-Absorber-Menge liegt bei allen drei geprüften Plasten (Hochdruck-Polyäthylen, Niederdruck-Polyäthylen, Polypropylen) unter 1 ppm. Bei 50%igem Alkohol, Sonnenblumenöl und bei dem in der ČSSR als fettsimulierende Testlösung üblichen n-Heptan sind wesentlich höhere Migrationswerte zu verzeichnen.

Toxikologische Untersuchungen zur Photosensibilisierung

Zur Prüfung, ob mit der o. a. möglichen photosensibilisierenden Wirkung [14] tatsächlich gerechnet werden muß, wurde Meerschweinchen an 20 aufeinanderfolgenden

Tabelle 1
Migration von 2-(2'-Hydroxy-3'-tert.butyl-5'-methylphenyl)-5-chlorbenztriazol aus Polypropylen in Lebensmittel-Modellflüssigkeiten [ppm]

Testflüssigkeit	UV-Absorber [%]	10 d bei 20 °C	2 h bei 70 °C
dest. Wasser	0,3	<0,06	0,16
	0,5	0,98	0,36
	0,6	<0,06	<0,06
8%ige Essigsäure	0,3	<0,06	<0,06
	0,5	<0,06	0,14
	0,6	0,18	<0,06
50%iges Äthanol	0,3	0,3	1,5
	0,5	0,8	3,7
	0,6	0,9	8,0
n-Heptan	0,3	23	47
	0,5	82	79
	0,6	92	121

Tabelle 2
Migration von 2-(2'-Hydroxy-3'-tert.butyl-5'-methylphenyl)-5-chlorbenztriazol aus Niederdruck-Polyäthylen in Lebensmittel-Modellflüssigkeiten [ppm]

Testflüssigkeit	UV-Absorber [%]	10 d bei 45 °C
dest. Wasser	0,3	<0,1
3%ige Essigsäure	0,3	<0,1
15%iges Äthanol	0,3	1
50%iges Äthanol	0,3	2,2
Sonnenblumenöl	0,2	17
n-Heptan	0,3	264

Tabelle 3
Migration von 2-(2'-Hydroxy-3'-tert.butyl-5'-methylphenyl)-5-chlorbenztriazol aus Hochdruck-Polyäthylen in Lebensmittel-Modellflüssigkeiten [ppm]

Testflüssigkeit	UV-Absorber [%]	10 d bei 45 °C
dest. Wasser	0,3	<0,1
3%ige Essigsäure	0,3	<0,1
15%iges Äthanol	0,3	0,2
50%iges Äthanol	0,3	0,7
n-Heptan	0,3	297

Tagen eine Substanzmenge von insgesamt 100 g in Tablettenform verabreicht. Nach UV-Bestrahlung einer begrenzten Hautstelle tritt vorübergehend ein Erythem auf. Weitere Veränderungen können nicht beobachtet werden. 2-(2'-Hydroxy-3'-tert. butyl-5'-methylphenyl)-5-chlorbenztriazol zeigt somit keine photosensibilisierende Wirkung.

Schlußfolgerungen

Auf Grund der erhaltenen Migrationsergebnisse und der vorliegenden toxikologischen Angaben bestehen gegen den Einsatz von 2-(2'-Hydroxy-3'-tert.butyl-5'-

methylphenyl)-5-chlorbenztriazol in der zur Stabilisierung von Polyolefinen ausreichenden Menge bis 0,3% keine gesundheitlichen Bedenken. Eine Einschränkung muß für fetthaltige Lebensmittel und stark alkoholische Genußmittel getroffen werden; hier kann eine Zulasssung von 2-(2'-Hydroxy-3'-tert.butyl-5'-methylphenyl)-5-chlorbenztriazol zur Stabilisierung von Bedarfsgegenständen und Verpackungsmaterial nur von Fall zu Fall bei genauer Kenntnis des Verwendungszweckes und der praktischen Anwendungsbedingungen erfolgen.

Summary

W.-J. Uhde and J. Horáček: Contribution to the migration and toxicology of 2-(2'-hydroxy-3'-tert-butyl-5'-methylphenyl)-5-chlorobenzotriazole

Studies on the use of an ultraviolet-absorbing agent based on hydroxybenzotriazole for commodities of low-pressure and high-pressure polyethylene and polypropylene show that the migration is only slight in aqueous and acidic foods and in foodstuffs with low alcohol content. Sunflower oil, n-heptane (as a fat-simulating test solution) and 50% ethanol as test solutions yielded higher migration values. Gas chromatographic, polarographic and thin-layer chromatographic methods were used to determine the ultraviolet-absorbing agent. Concerns about a possible photosensitizing effect of 2-(2'-hydroxy-3'-tert-butyl-5'-methylphenyl)-5-chlorobenzotriazole were experimentally tested and turned out to be unfounded. From the viewpoint of safety, there are no contraindications to the use of polyolefines in packing materials for most foods. As to fat-containing and strongly alcoholic foodstuffs, the authorization should be conditioned on the circumstances of use.

Резюме

В.-Ю. Уде и Й. Хорачек: Сообщение по миграции и токсикологии 2-/(2'-гидрокси-3'-трет. бутил-5'-метилфеник-5-хлорбензтриазола

Исследования по применению Уф-абсорбера на основе гидроксибензтриазола при производстве предметов из полиэтилена низкого и высокого давления и полипропилена показывают, что в отношение водянистых и кислых пищевых проудктов и спиртовых продуктов с низким содержанием алкогола миграция незначительная. Подсолнечное масло, п-гептан (в качестве симулирующего жир опытного раствора) и 50% этанол показывают более выкокие данные миграции. Определение Уф-абсорбера производилось методами газовой хроматографии, поляргографии и тонкослойной хроматографии. Проверялась возможность фотосенсибилизирующего действия 2-/(2'-гидрокси-3'-трет.бутил-5'-метилфенил)-5-хлорбензтриазола и оказалось, что соответствующие опасения не оправдались. Для большинства пищевых продуктов применение 0,3% Уф-абсорбера для стабилизации полиолефинов предназначенных для упаковки пищевых продуктов не оказывает вредное действие на здоровье. В случае хиросодержащих и крепких спиртовых пищевых продуктов допущение зависит от условий применения.

Literatur

[1] CIBA GEIGY AG, Basel (Schweiz), Technische Mitteilung Mai 1965.
[2] Woggon, H., W.-J. Uhde, K. Romminger u. H. Hoppe, Nahrung 18, 671 (1974).
[3] Houška, M., u. J. Horáček, Čs. Hygiena 6, 38 (1961).
[4] van der Heide, R. F., The Safety for Health of Plastics Food Packaging Materials. Dissertation, Utrecht 1964.
[5] Soucek, J., J. Vasatková u. I. Čaderský, Chem. průmysl 16, 348 (1966).
[6] Uhde, W.-J., H. Woggon, G. Zydek u. U. Köhler, Dt. Lebensmittel-Rdsch. 65, 271 (1969).
[7] Martin, R. L., Analyt. Chem. 38, 1209 (1966).
[8] Roberts, C. B., u. J. D. Swank, Analyt. Chem. 36, 271 (1964).

[9] CROMPTON, T. R., Chemical Analysis of Additives in Plastics, Pergamon Press, 1971.
[10] HORÁČEK, J., Plasty a Kaučuk **13**, 274 (1976).
[11] UHDE, W.-J., u. H. WOGGON, Nahrung **12**, 825 (1968).
[12] Toxikologischer Bericht über Tinuvin 326, CIBA GEIGY AG, Basel (Schweiz).
[13] Positive Lists/Additives, CIBA GEIGY AG Basel (Schweiz).
[14] JANEČKOVA, V., u. S. FIKER, IHE Prag, unveröffentlichte Versuchsergebnisse (1975).
[15] LAPPIN, G. R., u. J. S. ZANNUCCI, Analyt. Chem. **41**, 2076 (1969).

Dr. W.-J. UHDE, Zentralinstitut für Ernährung, DDR-1505 Bergholz-Rehbrücke, Arthur-Scheunert-Allee 114—116. Dr. J. HORÁČEK, Institut Hygieny a Epidemiologie, 10042 Praha 10, Šrobárova 48, ČSSR.

Eingegangen 22. 12. 1976

Die Nahrung	21	8	1977	711–718

Zentralinstitut für Ernährung in Potsdam-Rehbrücke (Direktor: Prof. Dr. H. HAENEL), Forschungszentrum für Molekularbiologie und Medizin, Akademie der Wissenschaften der DDR

Methode zur Kontrolle von (Ratten-)Leberfunktionen mit Hilfe von 14-C-Acetat für die toxikologische Untersuchung von Fremdstoffen

H. SEIDLER, Ch. KOSLOWSKI und M. HÄRTIG[1]

Es wird ein Prüfverfahren vorgestellt, das mit Hilfe einer einfachen 14-C-markierten Verbindung als Baustein einer Reihe wichtiger Stoffe einen Überblick über wesentliche Gebiete der Funktionsfähigkeit der Leber gibt. Besondere Bedeutung wurde dabei dem Cholesterin zugemessen. Methodische Untersuchungen führten zur Optimierung der Applikation für in vivo- und in vitro-Bedingungen und der Isolierung von 14-C-markiertem Cholesterin, Estercholesterin und Glucose sowie 14-C-markierten Phospholipiden, Triglyceriden, Gallensäuren, Proteinen und Nucleinsäuren als Gruppen. Ein Vergleich der Versuchstechniken erbrachte die Vorzüge der in vivo-Applikation. Die Methodik und ihre Aussagefähigkeit werden an einem Beispiel (DDT) dargelegt. Über ihre Anwendung bei der Untersuchung verschiedener Wirkstoffe wird in folgenden Mitteilungen berichtet werden.

Die Beurteilung der Schädlichkeit von Fremdstoffen erfordert die Feststellung ihrer Wirkungen auf den Organismus. Anzustreben ist dabei die möglichst umfassende Erkennung und Erfassung aller Effekte. Aus mehreren Gründen muß dieses Ziel meist auf bestimmte Kriterien eingeschränkt werden. Ziel unserer Arbeiten war eine möglichst einfache, vielseitige, aussagekräftige und ökonomische Methode zur Kontrolle wesentlicher Stoffwechselfunktionen der Leber. Indikator dafür ist der Einbau von 14-C in bestimmte Organkomponenten. In Anbetracht der Bedeutung der Leber für die Aufnahme und Metabolisierung mit der Nahrung aufgenommener Fremdstoffe sowie ihrer Stoffwechselleistung beim Auf- und/oder Abbau von Kohlenhydraten, Lipiden, Proteinen und Gallensäuren erschien der Nachweis von Veränderungen dieser Leistungen, vor allem im Hinblick auf das Cholesterin angebracht. Die Ergebnisse solcher Untersuchungen können zur Erkennung und Beurteilung toxikologischer Befunde beitragen. Die im folgenden vorgeschlagene Methode erlaubt die gleichzeitige Bestimmung der 14-C-Aktivität einiger wichtiger Stoffwechselprodukte. Sie kann eingeschränkt oder sowohl im Hinblick auf die Auftrennung der Gruppen, auf andere Verbindungen als auch andere Organe erweitert werden. Da das hier im Vordergrund stehende Cholesterin wie einige andere Verbindungen aus C-C-Bruchstücken aufgebaut wird, konnte 14-C-Na-Acetat als Ausgangsprodukt eingesetzt werden. Vorversuche mit (1)-, (2)- und (1,2)-14-C-markiertem Acetat bestätigten die Vorzüge des (1)-14-C-Acetats. Bei der Auswertung der Untersuchungen zeigte sich, daß das 14-C-Acetat nicht nur als Baustein für die Lipide — und damit auch für die

[1] Für die exakte Mitarbeit danken wir unseren Mitarbeiterinnen G. LEHMANN und CH. GÖNER

Gallensäuren — sondern auch für Glucose, Proteine und Nucleinsäuren als Ausgangsprodukt verwendet werden kann. Hinsichtlich der Applikation des zu beurteilenden Wirkstoffs und des 14-C-Acetats haben wir die Versuchsführung bei

— Wirkstoff in vivo: Acetat in vivo
— Wirkstoff in vivo: Acetat in vitro
— Wirkstoff in vitro: Acetat in vitro

geprüft.

Für das Cholesterin verglichen wir zwei Extraktionsverfahren (Aceton/Äther und Chloroform/Methanol) und fanden, daß die Extraktion nach FOLSCH [1] mit Chloroform/Methanol die günstigsten Resultate lieferte. Darauf aufbauend konnten die dünnschichtchromatographische Isolierung einzelner 14-C-Lipide aus diesem Extrakt, die simultane Erfassung von 14-C-Glucose und 14-C-Gallensäuren aus dem wäßrigen Rückstand und die extraktive Bestimmung der 14-C-Protein- und 14-C-Nucleinsäurefraktion aus dem festen Rückstand ausgearbeitet und diese Schritte zu der folgenden Kombinationsmethode vereint werden.

Material und Methoden

Einsatz der Wirkstoffe

Die Applikation der zu testenden Wirkstoffe für in vivo/in vivo- und in vivo/in vitro-Versuche erfolgt in der jeweils üblichen Art und Weise. Bei in vitro/in vitro-Versuchen werden die Wirkstoffe so in das Inkubationsgemisch gebracht, daß die biologischen Funktionen nicht durch Lösungsmittel gestört werden. Dies geschieht am günstigsten durch Zugabe der Wirkstofflösung und Abdunsten des Lösungsmittels mit Stickstoff vor dem Einbringen des Inkubationsgemisches.

Einsatz des 14-C-Acetat

Bei in vivo/in vivo-Versuchen erhalten die Ratten (ca. 200 g Körpergewicht) etwa 7,5 µCi Na-Acetat-(1)-14-C (53 mCi/mMol, Rotop Rossendorf) in einem Volumen von 50 µl (isotonische sterile Lösung) intraperitoneal[2]. 30 min nach der Applikation werden nach Dekapitieren in Äthernarkose sofort die Leber und bei Bedarf andere Organe entnommen. Für in vivo/in vitro- und in vitro/in vitro-Versuche wird die Leber sofort nach der Entnahme mit 30 ml eiskaltem proteinfreiem serumanalogem Mischpuffer pH 7,4[3] homogenisiert; das Homogenat wird durch ein Glasfilter G1 von groben Geweberesten befreit und gewogen. Aus dem (vorher ermittelten) Puffergewicht und Homogenatgewicht ergibt sich die „biologisch aktive Lebermasse" (BAL). Vom Homogenat werden mindestens 2 Proben (etwa 300 mg BAL entsprechend) in Schliffzentrifugengläser eingewogen und mit je 100 µl ATP-Lösung, 0,01 molar, 100 µl NADPH-Lösung, 0,01 molar und 50 µl Na-Acetat-(1)-14-C-Lösung (enthält etwa 2 µCi) versetzt. Die Proben werden mit O_2/CO_2-Gemisch (95:5) überschichtet und 2 h bei 37 °C unter Schütteln inkubiert. Die Arbeiten zwischen Entnahme der Leber und Beginn der Inkubation (immer unter Eis-Kühlung des Substrates) können in einem Zeitraum von 10 bis 15 min durchgeführt werden. Während der letzten 10 min der Inkubation kann mit Hilfe von N_2 das 14-CO_2 ausgespült werden. Die Inkubation wird durch Zugabe von 20 ml Chloroform/Methanol-Gemisch 2:1 und 3,5 ml 0,025%ige Na-Acetatlösung (als Rückhalteträger für das 14-C-Acetat) gestoppt.

Isolierung der 14-C-markierten Komponenten

14-C-Lipide. Bei den in vivo/in vivo-Versuchen wird die Gesamtleber in 30 ml eiskalter 0,9%iger NaCl-Lösung gewogen und homogenisiert. Vom Homogenat werden 10 ml (entspricht etwa 2 g Leber) gewogen, mit 20 ml Chloroform/Methanol-Gemisch 2:1 versetzt, 30 min geschüttelt und über

[2] Die genaue Aktivität des Einsatzes wird durch 14-C-Bestimmung an Aliquoten der Einsatzlösung ermittelt

[3] Proteinfreier serumanaloger Mischpuffer pH 7,4 nach OETTE [2]:
132 mval/l NaCl, 4,3 mval/l KCl, 2,5 mval/l $CaCl_2$, 0,8 mval/l $MgCl_2$, 27 mval/l $NaHCO_3$, 1,6 mval/l Na_2HPO_4, 0,4 mval/l NaH_2PO_4, 1 g/l Glucose

Nacht bei Zimmertemperatur stehengelassen. Das Gemisch wird 10 min bei 3000 × g zentrifugiert. Die organische und wäßrige Phase werden getrennt abgenommen. Der feste Rückstand wird mit 20 ml Chloroform/Methanol und 10 ml 2%iger NaH_2PO_4-Lösung (enthält 2 ml 1 N H_2SO_4/l) [3] verrührt und 30 min geschüttelt. Das Gemisch wird wie o. a. getrennt. Die Chloroformextrakte werden vereint, über Na_2SO_4 getrocknet und bei 40 °C im Vakuum bis zur Trockne eingeengt. Der Rückstand wird gewogen (= Gesamtlipide) und mit 1 ml Trichloräthylen aufgenommen. Von diesem Extrakt werden 0,1 ml zur Bestimmung des stabilen Gesamtcholesterins, 50 µl zur Bestimmung der 14-C-Gesamtlipidaktivität und der Rest für die DC eingesetzt. Zur Bestimmung der 14-C-Gesamtaktivität der Leber wird ein aliquoter Teil des Leberhomogenats (nach Lösung in Soluene-350 (Packard)) benutzt.

Bei den in vivo/in vitro- und in vitro/in vitro-Versuchen wird das mit Methanol/Chloroform gestoppte Inkubationsgemisch (s. o.) wie beschrieben extrahiert. Die Extrakte von jeweils 2 Ansätzen werden vor der Vakuumdestillation vereint. Zur Bestimmung des stabilen Gesamtcholesterins muß hier eine gesonderte Extraktion erfolgen.

Dünnschichtchromatographie: Die DC erfolgt auf Kieselgel G (Merck), 0,5 mm, 1 h bei 60 °C aktiviert. Laufmittel sind Benzol und Benzol/Äther 97:3 v/v. Entwickelt wird dreimal (dazwischen jeweils Trocknen bei Zimmertemperatur) in einer S-Kammer; zuerst mit Benzol bis Rf 0,5, dann mit dem o. a. Gemisch bis Rf 1,0 und abschließend mit dem Gemisch bis Rf 0,3. Die mittleren Rf-Werte der hier interessierenden Komponenten sind dabei:

Phospholipide	= Rf 0,00 (Standard = Lecithin)
Cholesterin	= Rf 0,25 (Standard = Cholesterin)
Triglyceride	= Rf 0,56 (Standard = Glycerintristearat)
Estercholesterin	= Rf 0,95 (Standard = Cholesterinpalmitat und -oleat)

Die Flecken werden durch J_2-Dampf sichtbar gemacht und zur Bestimmung der 14-C-Aktivität nach dem Verschwinden der Färbung (zum Vermeiden von Farb-Quench) in Zählgläser gebracht. Nach Zufügen von 1 ml Methanol bei den Phospolipiden bzw. 1 ml Äthylacetat bei Triglyceriden, Cholesterin und Estercholesterin sowie 4 ml Szintillator-Cocktail wird 1 min mit Ultraschall dispergiert, weitere 5 ml Cocktail zugefügt und über Nacht stehengelassen.

14-CO_2. Das ausgespülte 14-CO_2/Luft-Gemisch von jeweils einer Versuchsgruppe wird aus dem Sammelgefäß mit angesäuertem Wasser durch 2 × 5 ml eines Methylglycol/Äthanolamin-Gemisches (2:1) getrieben. Die beiden Volumen werden vereint und gut gemischt, 5 Aliquote kommen mit Toluol/Triton-100-Cocktail zur 14-C-Bestimmung.

14-C-Glucose und -Gallensäuren. 14-C-Glucose und -Gallensäuren werden durch DC direkt aus der wäßrigen Phase der Lipid-Extraktion isoliert. Die DC erfolgt auf Kieselgel G (Merck), 0,5 mm, lufttrocken in gesättigter Kammer. Laufmittel ist Chloroform/Methanol/konz. Ammoniak/Wasser 75:62:5:15 v/v (modifiziert nach Angaben von SUBBIAH u. a. [4]). Die Anfärbung erfolgt durch Joddampf. Unter diesen Bedingungen liegen die Rf-Werte für Glucose/Na-acetat/Gallensäuren bei 0,25/0,60/0,65—0,80. Die Gallensäuren (als Vergleich wurden eingesetzt: Cholsäure, Glycocholsäure, Taurocholsäure, Glycodesoxycholsäure, Dehydrocholsäure, Lithocholsäure, Hyodesoxycholsäure und Desoxycholsäure) erscheinen dabei als relativ eng zusammenliegender Bandenkomplex. Auf jedem Startfleck kommen für die Detektion zusätzlich zur Probe je 10 µg der o. a. Gallensäuren.

Da bei in vitro-Versuchen die wäßrige Phase erhebliche Mengen unverbrauchtes 14-C-Acetat enthält, das bei dieser einfachen Isolierung der beiden Komponenten die 14-C-Aktivität der Glucose- und Gallensäurenflecke u. U. verfälschen kann, wird auf jeder Platte jeweils eine Korrekturbahn angelegt. Dazu werden Glucose, 14-C-Acetat und Gallensäuren aufgetragen. Gemessen wird hier ebenfalls die Aktivität der 3 Flecke, der prozentuale Anteil des 14-C-Acetat auf den Komponentenflecken (etwa 0,3 bis 0,5% vom Acetatfleck) wird dann zur Korrektur der Probenflecke (bezogen auf die Aktivität von deren Acetatflecke) benutzt. Die entsprechende Kieselgelschicht wird im Zählglas mit jeweils 1 ml Methanol extrahiert.

14-*C-Protein- und -Nucleinsäurefraktion*. Der feste Rückstand der Lipid-Extraktion wird nacheinander mit 15 ml 20%iger und 15 ml 5%iger eiskalter Trichloressigsäure (TCE) behandelt (Rühren, Zentrifugieren, 0 °C/10 min/3000 × g). Danach wird durch 15 ml 5%ige TCE in 20 min bei 80 °C die Nucleinsäurefraktion (Überstehendes, nach 10 min/3000 × g) abgetrennt [5]. Der verbleibende Niederschlag ist die Proteinfraktion.

Bestimmung der Radioaktivität

Die Bestimmung der 14-C-Aktivität der Lipid-Fraktionen sowie des CO_2 und der Glucose und Gallensäuren erfolgt wie oben beschrieben. In allen Fällen kommt ein PPO/POPOP/Toluol-Szintillationscocktail – bei CO_2, Glucose, Gallensäuren und den Protein- und Nucleinsäurefraktionen mit Triton-X-100-Zusatz (33%, New England Nuclear) – zum Einsatz. Von der Proteinfraktion werden nach Lösen in Soluene-350/Isopropanol 1:1 Aliquote (etwa 1/10) abgenommen. Gemessen wurde an einem Packard Flüssigszintillationsspektrometer Tricarb 4312.

Bestimmung des Gesamt-Cholesterins

Die Bestimmung des (stabilen) Cholesterins erfolgt in Anlehnung an die DAB 7-Methode I für Serum [6]. Anstelle des Serums wird dazu bei in vivo-Versuchen 1/10 des Lipid-Endextraktes, bei in vitro-Versuchen ein Teil (entsprechend etwa 200 mg Leber) des für die Inkubation hergestellten Homogenats benutzt. Die Extraktion erfolgt wie bei 14-C-Lipiden beschrieben, der Endrückstand wird in 5 ml iso-Propanol gelöst, gemessen wird die Extinktion bei 560 nm.

Bemerkungen zur Methodik

In vivo-Versuche. Die günstigste Standzeit nach der i. p.-Applikation von 14-C-Acetat liegt im Hinblick auf die höchste Ausbeute an markierten Lipiden, Glucose und Gallensäuren in der Leber bei 30 min, für Proteine bei 90 min, bei Nucleinsäuren ist zwischen 15 und 90 min kein Unterschied festzustellen. In den Organen Leber/Hirn/Herz und im Serum liegen die optimalen Zeiten für die 14-C-Gesamtaktivität der Fraktionen: Extrakt/Rückstand/wäßrige Phase bei 30/90/15 min. Die 14-C-Gesamtaktivität der Organe Milz/Niere/Muskel/Thymus und Schilddrüse erreichen nach 15 min, die von Nebennieren/Pankreas und Keimdrüsen nach 60 min das Maximum. Als für die Untersuchung der Leber optimal wurden daher 30 min festgelegt. Das Organ enthält zu diesem Zeitpunkt ca. 5% der eingesetzten 14-C-Acetat-Aktivität. Die Summe der 14-C-Aktivität aller o. a. Organe liegt zu diesem Termin bei 20% vom Einsatz. Nach den im Verlauf der in vivo/in vivo-Untersuchungen gesammelten Erfahrungen ist hier eine Bestimmung/Tier ausreichend, da Parallelwerte kaum streuen. Z.T. erhebliche Abweichungen bestehen von Tier zu Tier. Der Ansatz von mindestens 2 Inkubaten je Tier bei in vitro-Versuchen erfolgt im Hinblick auf die hier auftretenden geringen Streuungen durch die Inkubation als Kompromiß zwischen Aufwand und Ertrag.

In vitro-Versuche. Für die in vitro-Synthese mit Leber-Homogenat sind ein Verhältnis Gewebe:Medium 1:3, eine Inkubationszeit von 2 h und ein 14-C-Acetat-Einsatz von etwa 4×10^6 dpm ($\triangleq 10^{-8}$ Mol)/300 mg Leber am günstigsten. Die Ausbeuten für 14-C-Cholesterin liegen bei Einsätzen von $1/2/5 \times 10^{-8}$ Mol 14-C-Acetat bei $1{,}0/0{,}8/0{,}5 \times 10^{-3}$%. Beim Einsatz von 10^{-8} Mol verhalten sich die Ausbeuten nach Inkubationen mit einem Verhältnis Gewebe:Medium = 1:3/1:6/1:15 wie 1,0/0,8/0,7. Andererseits ergibt aber die Extraktion (unter in vitro-Bedingungen, d. h. Vorliegen von relativ viel unverbrauchtem 14-C-Acetat) bei einem Verhältnis Gewebe:Wasser = 1:15 die besten Ausbeuten; deshalb wurde nach der 1:3-Inkubation mit Acetatlösung auf 1:15 vor der Extraktion verdünnt. Die Verwendung des 800 × g-Überstands (30 min/0 °C) von frischem oder bei –20 °C gefrostetem Leberhomogenat sowie von gefrosteter Leber (–20 °C) ergibt für alle Komponenten mit Ausnahme der Gallensäuren nur etwa halb so große Synthese-Ausbeuten im Vergleich zu Homogenat aus Frischleber.

Analytik. Eine Prüfung der Extraktion mit 3-H-(g)-Cholesterin (Radiochemical Centre Amersham) zeigte, daß durch die erste/zweite/dritte Extraktion 91/4/1% erfaßt werden; auf die dritte Extraktion wurde deshalb verzichtet. Im Verlauf der Arbeitsschritte vermindert sich die Ausbeute von 95% auf 92% im Endextrakt. Für das Lösen der Extraktrückstände nach der Destillation erwies sich Trichloräthylen als günstigstes Lösungsmittel. Die Überführung der 14-C-Lipid-Aktivität vom Kieselgel in den Szintillationscocktail ist nahezu 100%ig. Je etwa 1,5% des Cholesterins sind in dem festen Extraktionsrückstand und in der wäßrigen Phase nachzuweisen. Markierte Proteine enthält die wäßrige Phase nur in Spuren, auf ihre Isolierung wurde verzichtet. Der Anteil an 14-C-Nucleinsäuren lag zwar etwas höher; da jedoch ihre Isolierung bei der hier angewandten einfachen Trennung im Hinblick auf eine Verseuchung mit 14-C-Acetat (vor allem bei in vitro-Versuchen) unsicher wird, wurden auch sie nur im festen Rückstand bestimmt.

Beurteilung der Methodik

Tab. 1 zeigt die nach Anwendung der beschriebenen Verfahrensweise ermittelten Werte eines Vergleichs der in vivo- und in vitro-Applikation von 14-C-Acetat. Eingesetzt wurden zwei Gruppen gleichaltriger (Wistar-)Ratten (n = 6) mit einem mittleren Körpergewicht von 200 g. Diese Angaben sollen einmal allgemein über das

Tabelle 1
Gehalt an 14-C-markierten Verbindungen bzw. Gruppen in der Leber von Kontrolltieren nach in vivo- und in Leberhomogenat nach in vitro-Applikation von 14-C-(1)-Na-Acetat

Verbindung	10^3 dpm 14-C/g Leber		% v. 14-C-Einsatz	
	in vivo	in vitro	in vivo	in vitro
Gesamtlipide	15,1	22,3	0,09	0,45
Phospholipide	3,5	13,0	0,02	0,26
Triglyceride	3,4	0,2	0,02	0,04
Cholesterin	4,8	0,2	0,03	0,04
Estercholesterin	0,1	0,3	>0,01	0,06
Gesamtcholesterin	4,9	0,5	0,03	0,09
Gallensäuren	4,4	21,2	0,03	0,43
Glucose	24,8	142	0,15	2,84
Proteine	14,9	33,9	0,09	0,68
Nucleinsäuren	2,8	0,3	0,02	0,06

stabiles (Gesamt-)Cohlesterin 4,1 mg/g Leber
Fett 47,2 mg/g Leber

Niveau der 14-C-Komponenten informieren, zum anderen erlauben sie auch einen Vergleich der z.T. recht unterschiedlichen Ergebnisse bei Anwendung der in vivo- oder in vitro-Technik. Unabhängig von deren Beurteilung in bezug auf die physiologischen Bedingungen können folgende Kriterien gegenübergestellt werden:

1. *Die Ausbeute*:

Bezogen auf die eingesetzte 14-C-Aktivität, liegen die in vitro-Werte bei Phospholipiden, Gallensäuren, Glucose und Proteinen erheblich höher als bei den in vivo-Untersuchungen. Bei den mehr interessierenden Triglyceriden, Cholesterin und Estercholesterin treten die Unterschiede zwischen beiden Techniken kaum hervor. Absolut, als effektive Zählrate/g Leber betrachtet, wird dieser Effekt egalisiert oder sogar umgekehrt (Triglyceride, Cholesterin).

Tabelle 2
Veränderung des Gehaltes an 14-C-markierten Verbindungen bzw. Gruppen in der Leber von Kontrolltieren nach in vivo- und in Leberhomogenat nach in-vitro-Applikation, bezogen auf das stabile Cholesterin

	10^3 dpm 14-C/mg stabiles Cholesterin	
	in vivo	in vitro
Phospholipide	0,85	3,18
Triglyceride	0,83	0,05
Cholesterin	1,17	0,05
Estercholesterin	0,02	0,07
Gesamtcholesterin	1,20	0,12
Gallensäuren	1,07	5,17
Glucose	6,04	34,80
Proteine	3,64	8,25
Nucleinsäuren	0,66	0,07

2. *Die Streuung der Einzelwerte*:

Bedingt durch das erheblich größere Verteilungsvolumen des Gesamtorganismus für das 14-C-Acetat und der damit verbundenen Nivellierung bei der in vivo-Applikation im Vergleich zu 2 ml Inkubat bei in vitro, ergeben sich (für Gruppen von etwa 6 Tieren) für die erstere Technik Variationskoeffizienten um 20%, für die letztere um 30%.

3. *Die Nachweissicherheit der 14-C-Aktivität der Zählprobe*:

Hier erfordert die relativ geringe 14-C-Aktivität von Triglyceriden, Cholesterin und Estercholesterin bei in vitro-Versuchen unter Einhaltung eines Fehlers der statistischen Zählwahrscheinlichkeit unter 2% relativ lange Meßzeiten.

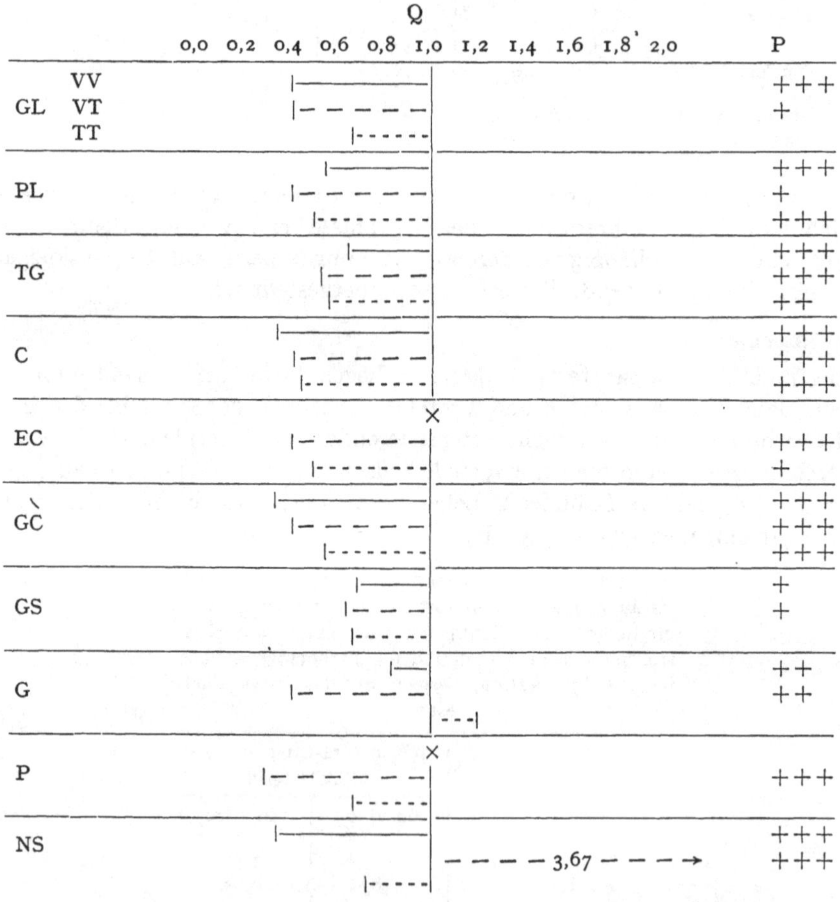

Abb. 1. Vergleich der Q-Werte des 14-C-Acetateinbaues nach Applikation 1/10 LD_{50} DDT bei in vivo/in vivo(V/V)-, in vivo/in vitro (V/T)- und in vitro/in vitro(T/T)-Bedingungen

(GL = 14-C-Gesamtlipide; PL = 14-C-Phospholipide; TG = 14-C-Triglyceride; C = 14-C-Cholesterin; EC = 14-C-Estercholesterin; GC = 14-C-Gesamtcholesterin; GS = 14-C-Gallensäuren; G = 14-C-Glucose; P = 14-C-Proteine; NS = 14-C-Nucleinsäuren

4. *Das Verhältnis der Komponenten zueinander*:
Unabhängig von der auf den Einsatz bezogenen Ausbeute verschiebt sich, absolut betrachtet oder z.B. auf das stabile Cholesterin bezogen, der Ertrag der einzelnen Komponenten durch die veränderten physiologischen Bedingungen zwischen in vivo und in vitro (Tab. 2).

Unter Berücksichtigung aller Aspekte ergibt sich damit im Hinblick auf die am besten fundierte Aussage der Vorzug der in vivo-Applikationen. Außerdem erlaubt diese Technik, neben der Leber auch andere Organe zu untersuchen und damit eine bedeutende Erweiterung der Aussage. Daß aber auch die in vitro-Technik außer gewissen methodischen Vorteilen Anwendungswert besitzt, zeigt Abb. 1. Hier wird als Beispiel die Wirkung von DDT bei den drei Versuchstechniken verglichen. Daraus ergibt sich, daß trotz der o.a. Einschränkungen für die meisten Parameter bei Anwendung der in vitro-Technik in diesem Fall die gleiche Endaussage wie bei in vivo-Versuchen getroffen werden kann.

Die Darstellung der Erbegnisse erfolgt immer als Quotient

$$Q = \frac{\text{Mittelwert Wirkstoffreihe}}{\text{Mittelwert Kontrollreihe}}$$

Damit können die Ergebnisse der Versuchsgruppen und im o.a. Fall auch der Versuchstechniken direkt miteinander verglichen werden. Die Signifikanz der Abweichungen von 1,00 (t-Test) ist durch $+ = p < 0{,}05$, $++ = p < 0{,}01$ und $+++ = p < 0{,}001$ gekennzeichnet.

Das vorgeschlagene Verfahren soll vornehmlich dazu dienen, einen Überblick über Abweichungen von der Normalfunktion zu vermitteln. Je nach Bedarf und Möglichkeit können danach für eingehendere Untersuchungen die Kriterien ausgewählt werden, die auf Grund dieser Abweichungen oder im Zusammenhang mit anderen Untersuchungsbefunden von toxikologischer Bedeutung sind.

Über die Untersuchung der Wirkung einiger Fremdstoffe mit Hilfe dieser Methodik wird in folgenden Mitteilungen berichtet werden.

Summary

H. SEIDLER, Ch. KOSLOWSKI and M. HÄRTIG: Method for the control of (rat) liver functions by means of ^{14}C-acetate for the toxicological analysis of foreign substances

The authors present a test procedure which permits to obtain, by means of a single carbon-14-labelled compound as structural element in a series of essential substances, a survey of important fields of liver function. Special attention was paid to cholesterol. Methodical studies resulted in an optimization of the application under in vivo and in vitro conditions, and of the isolation of carbon-14-labelled cholesterol, ester cholesterol and glucose as well as of carbon-14-labelled phospholipids, triglycerides, bile acids, proteins and nucleic acids as groups. A comparison of the experimental techniques demonstrated the advantages of in vivo application. The method and its validity are illustrated by an example (DDT). Its use in studies on various active principles will be dealt with in future communications.

Резюме

Х. Зейдлер, Х. Козловски и М. Хертиг: Метод для контролирования функции печени (крыс) с помощью 14-С-ацетата при токсикологических исследований посторонных веществ

Представляется способ проверки, позволяющий с помощью простого, меченного 14-С, соединения, авляющегося звеном целого ряда важных веществ, получить представление о наиболее важных областях функциональной способности печени. Особое значение при этом придается холестерину. Методические исследования привели к оптимированию способа введения. условиях in vitro и in vivo и изолирования меченных C-14 холестерина, холестеринового эфира и глукоза, а также и меченных C-14 фозфолипидов, триглицеридов, желчных кислот, белков и нуклеиновых кислот как группу. Сравнение методов исследований выявило превосходство введения in vivo. Метод и его значимость демонстрируются на примере (ДДТ). Об использовании метода при исследовании различных биологически активных веществ будет сообщено в следующих работах.

Literatur

[1] FOLSCH, J., M. LEES u. G. H. SLOANE-STANLEY, J. biol. Chem. **226**, 497—501 (1957).
[2] OETTE, K., R. PHILLIPEN u. H. LANCKOHR, Res. exper. Med. **162**, 83—103 (1974).
[3] POLEDNE, R., Priv. Mitteilung.
[4] SUBBIAH, M. T., u. A. KUKSIS, J. Lipid Res. **9**, 228—290(1968).
[5] BRINKMANN, W., P. DÖRMER u. P. MUSCHALIK, Blut **19**, 529—536 (1969).
[6] Diagnostische Laboratoriumsmethoden im DAB 7, Methode I.

Ing.-Chem. H. SEIDLER, Chem.-Ing. CH. KOSLOWSKI u. Ing.-Chem. M. HÄRTIG, Zentralinstitut für Ernährung, DDR-1505 Bergholz-Rehbrücke, Arthur-Scheunert-Allee 114—116

Eingegangen 24. 1. 1977

Die Nahrung	21	8	1977	719–724

Zentralinstitut für Ernährung in Potsdam-Rehbrücke (Direktor: Prof. Dr. H. HAENEL),
Forschungszentrum für Molekularbiologie und Medizin, Akademie der Wissenschaften der DDR

Die Isolierung und Konzentrierung flüchtiger Stoffe des Röstkaffees für die gas-chromatographische Analyse — ein Methodenvergleich

W. RÖDEL, R. SCHRÖDTER, D. ZÖLL u. L. STEINIGER[1]

Verschiedene Methoden zur Isolierung und Konzentrierung flüchtiger Stoffe des Röstkaffees für die gas-chromatographische Analyse werden unter besonderer Berücksichtigung der Reproduzierbarkeit und des Zeitaufwandes getestet. Für vergleichende Untersuchungen von Röstkaffee wird die kombinierte Wasserdampfdestillation/Extraktion mit nachfolgender Konzentrierung der Extrakte empfohlen. Als Schnellmethode bietet sich die Head-Space-Technik an. Erste Befunde deuten an, daß das Verhältnis zweier Peakflächen in Beziehung zur Qualität des Kaffees steht.

In steigendem Maße werden Anstrengungen unternommen, die Beurteilung von Lebensmitteln hinsichlich ihrer Aromaqualität durch instrumentell-analytische Methoden zu verbessern. Hierbei kommt der Gas-Chromatographie vorrangige Bedeutung zu. In der Regel müssen der gas-chromatographischen Analyse Schritte zur Isolierung und Konzentrierung der flüchtigen Komponenten vorgeschaltet werden, die entscheidenden Einfluß auf die Genauigkeit und den Zeitaufwand der Bestimmung haben.

Ziel der vorliegenden Arbeit war die Erarbeitung und Prüfung verschiedener Methoden zur Isolierung und Konzentrierung flüchtiger Stoffe des Röstkaffees unter besonderer Berücksichtigung der Reproduzierbarkeit und des Zeitaufwandes. Hiermit waren zwangsläufig Grenzen hinsichtlich des Anreicherungsgrades gegeben.

Isolierungsmethoden

Head-Space-Technik

Es wurden zwei Varianten der Head-Space-Technik geprüft. Zur Untersuchung von aufgebrühtem Kaffee fand eine von PIORR [1] beschriebene Apparatur Verwendung. Hierbei wurden 10 g gemahlener Röstkaffee auf ein Filter gegeben, mit siedendem Wasser versetzt und das Filtrat direkt in die Head-Space-Birne geleitet.

Die direkte Head-Space-Analyse von gemahlenem Röstkaffee erfolgte in einer Serumflasche (100 ml) unter Einsatz von 10 g Kaffee.

Bei beiden Varianten wurden nach Gleichgewichtseinstellung (30 min bei 85 °C) 5 ml Gasvolumen mittels einer gasdichten Spritze für die gas-chromatographische Analyse entnommen.

[1] VEB Kaffee Halle

Isolierung von Aromastoffen aus Röstkaffee mittels eines Inertgasstromes

Die Versuchsanordnung ist Abb. 1 zu entnehmen. Nach 2 std. Durchleiten von Reinstickstoff (ca. 100 ml/min) durch 30 g gemahlenen Röstkaffee bei 85 °C wurden die Kühlfallen mit insgesamt 10 ml Diäthyläther/Pentan (2 : 1) ausgespült. Der Extrakt wurde unter schonenden Bedingungen (siehe unten) auf ca. 1 ml konzentriert.

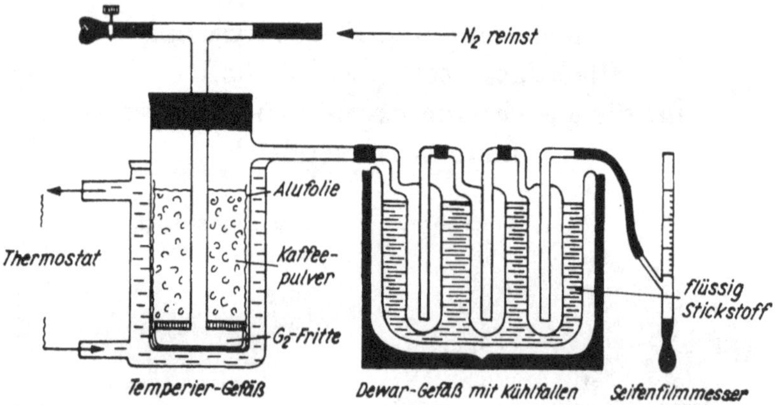

Abb. 1. Versuchsanordnung zur Isolierung von Aromastoffen aus Röstkaffee mittels eines Inertgasstromes

Isolierung von Aromastoffen aus Röstkaffee mittels Feinvakuum

Für diese Methode wurde eine Apparatur verwendet, die nach dem Prinzip der Kurzweg-Vakuumdestillation arbeitet und von LEA u. a. [2] zur Isolierung flüchtiger Stoffe aus Fetten beschrieben wurde. 10 g gemahlener Röstkaffee wurden in das Isoliergefäß gegeben und bei 50 °C und langsam ansteigendem Vakuum entaromatisiert. Die flüchtigen Stoffe kondensierten sich an einem mit flüssigem Stickstoff beschickten Kühlfinger. Nach 3 h war die Isolierung beendet, wobei in der Regel ein Endvakuum von 2,5 bis $3 \cdot 10^{-2}$ Torr erreicht war. Die Aromastoffe wurden mit 20 ml Diäther oder Freon F 11 vom Kühlfinger gelöst. Nach Trocknen mit Natriumsulfat wurde der Extrakt schonend (siehe unten) auf ca. 1 ml eingeengt.

Isolierung von Aromastoffen aus Röstkaffee mittels Wasserdampfdestillation und Extraktion

Eine von RÖMER u. a. [3] beschriebene Apparatur gestattet die Isolierung von Aromastoffen mittels Wasserdampfdestillation und Extraktion, wobei beide Schritte zeitlich parallel ablaufen. Zur Analyse wurde eine Suspension von 20 g Kaffeepulver und 200 ml Wasser eingesetzt. Als Extraktionsmittel wurde Diäthyläther/Pentan (2 : 1) verwendet. Durch Vertauschen von Probengefäß und Auffanggefäß war die Apparatur auch mit Freon als Extraktionsmittel einsetzbar. Der aromastoffhaltige Extrakt wurde nach Trocknung vor der gas-chromatographischen Analyse unter schonenden Bedingungen (siehe unten) auf ca. 1 ml konzentriert. Bei der Analyse der Extrakte ohne Konzentrierung erfolgte zur genauen Ermittlung des Endvolumens vor der GC-Analyse ein Zusatz von 100 µl einer 2,75%igen Essigsäureamylesterlösung.

Konzentrierung von Kaffeearomaextrakten

Die bei den oben beschriebenen Isolierungsmethoden anfallenden Äther/Pentan- bzw. Freonextrakte wurden unter schonenden Bedingungen, wie bereits früher ausgeführt [4], auf ca. 1 ml eingeengt. Einbezogen wurde eine vereinfachte Konzentrierung unter Verwendung einer 1-m-VIGREUX-Kolonne.

Gas-chromatographische Bestimmung

Die gas-chromatographische Analyse der Konzentrate erfolgte unter folgenden Bedingungen:

Gas-Chromatograph:	Becker C-ASTGV
Trennsäule:	Stahl, 2,75 m lang, innerer Duchmesser 4 mm,

Träger:	Porolith silanisiert, 60—75 mesh
Trennflüssigkeit:	5% Äthylenglykoladipinsäurepolyester bzw. 10% Carbowax 20 M
Säulentemperatur:	70 °C isotherm (Head-Space) bzw. temperaturprogrammiert 70—170 °C (3,3 °C/min)

Die quantitative Erfassung wurde bei den Head-Space-Analysen nach der Höhenmethode, ansonsten mittels der Näherungsmethode $F = h \cdot b\,{}^1/_2$ vorgenommen. Zur statistischen Berechnung wurden jeweils 5 Bestimmungen durchgeführt, wobei 4—6 Peaks ausgewertet wurden.

Ergebnisse und Diskussionen

Die Ergebnisse sind in Tab. 1 zusammengefaßt. Hiernach schneidet die Head-Space-Methode hinsichtlich des erforderlichen Zeitaufwandes mit nur 50 min (5 min Probenvorbereitung, 30 min Temperierzeit, 15 min GC-Trennung) deutlich am besten ab. Bezüglich der Reproduzierbarkeit ist die Variante, bei der gemahlener Röstkaffee zur Untersuchung eingesetzt wird, günstiger einzuschätzen; mit einer durchschnittlichen Standardabweichung von 5,4% ist sie für vergleichende Untersuchungen geeignet. Nachteilig ist die vergleichsweise geringe Anzahl von Peaks (Abb. 2).

Tabelle 1

Standardabweichung und Zeitaufwand verschiedener Methoden der gas-chromatographischen Analyse von Aromastoffen des Röstkaffees

Methode	Standard-abweichung [%]	Zeit-aufwand*	Anzahl der Peaks
Head-Space, gemahlener Röstkaffee	5,4	50 min	7
Head-Space, Kaffeeaufguß	8,4	50 min	6
Isolierung Feinvakuum, Äther/Pentan Konzentrierungsapparatur	17,0	8,25 h	ca. 15
Isolierung Feinvakuum, Freon, Konzentrierungsapparatur	16,4	8,25 h	ca. 37
Isolierung Feinvakuum, Freon, vereinfachte Konzentrierung	32,2	6,25 h	ca. 35
Isolierung Wasserdampfdestillation + Extraktion, Freon, Konzentrierungsapparatur	19,9	7,75 h	ca. 30
Isolierung Wasserdampfdestillation + Extraktion, Äther/Pentan, Konzentrierungsapparatur	6,5	7,75 h	ca. 30
Isolierung Wasserdampfdestillation + Extraktion, Äther/Pentan, ohne Konzentrierung	10,9	3 h	ca. 20

* Zeitaufwand für Isolierung und gas-chromatographische Trennung, jedoch ohne quantitative Auswertung

Die Isolierung von Aromastoffen mittels eines Inertgasstromes, eine oft angewandte Methode in der Aromaforschung, ergibt bei Röstkaffee nur eine geringe Anreicherung und wird deshalb nicht weiter diskutiert.

Hingegen ist die von LEA u.a. [2] ursprünglich für die Isolierung von flüchtigen Stoffen aus Fetten ausgearbeitete Methode auf Röstkaffee übertragbar. Es wird ein relativ hoher Anreicherungsgrad erzielt, allerdings beträgt der Zeitaufwand 8,25 h (Isolierung im Feinvakuum 4 h, Konzentrierung 3,5 h, GC-Trennung 0,75 h). Bei Verwendung von Äther/Pentan als Lösungsmittel beträgt die ermittelte Standardabweichung 17%. Mit Freon (fluorierte Kohlenwasserstoffe sollen das Kaffeearoma stabilisieren [5] und

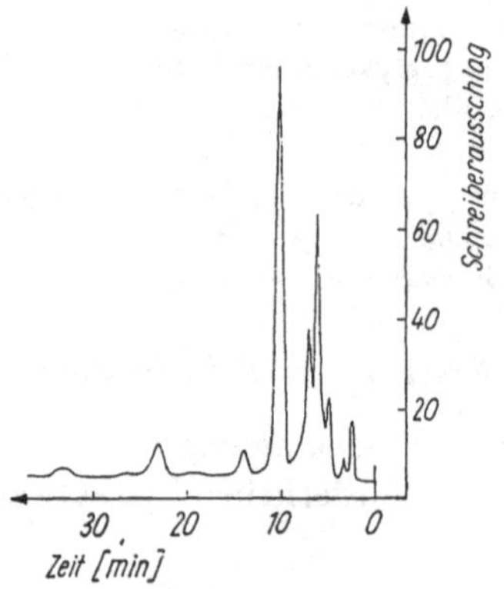

Abb. 2. Head-Space-Analyse von gemahlenem Röstkaffee

haben den Vorteil der Nichtbrennbarkeit) wird mit 16,4% Standardabweichung keine deutliche Verbesserung der Reproduzierbarkeit erzielt. Bei Durchführung einer vereinfachten Konzentrierung mit reduziertem Zeitaufwand unter Verwendung einer 1-m-VIGREUX-Kolonne steigt die Standardabweichung auf ca. 32% an. Damit werden frühere Befunde [4] untermauert, die zeigten, daß die destillative Konzentrierung aromastoffhaltiger Extrakte nur bei größerem apparativem und zeitlichem Aufwand ohne wesentliche, unkontrollierte Verluste an leichtflüchtigen Komponenten realisierbar ist. Verschiedene Varianten unter Ausschaltung der Konzentrierungsstufe bei gleichzeitiger Verminderung des Lösungsmittels und Erhöhung der Kaffeemenge und der zu injizierenden Probenmenge sind für qualitative, nicht aber für reproduzierbare quantitative Untersuchungen geeignet.

Die Destillation in ihren verschiedenen Variationen mit anschließender Extraktion ist die am häufigsten angewandte Isolierungsmethode in der Aromaforschung [6]. Die von RÖMER u. a. [3] beschriebene Apparatur gestattet die zeitlich parallele Durchführung von Wasserdampfdestillation und Extraktion. Daraus resultiert ein beträchtlicher Zeitgewinn. Für die Untersuchung von Röstkaffee ist insgesamt ein Zeitbedarf von $7^3/_4$ h (Destillation + Extraktion 2 h, Konzentrierung 5 h, GC-Trennung 0,75 h) anzusetzen. Neben einer guten Anreicherung wird mit Äther/Pentan

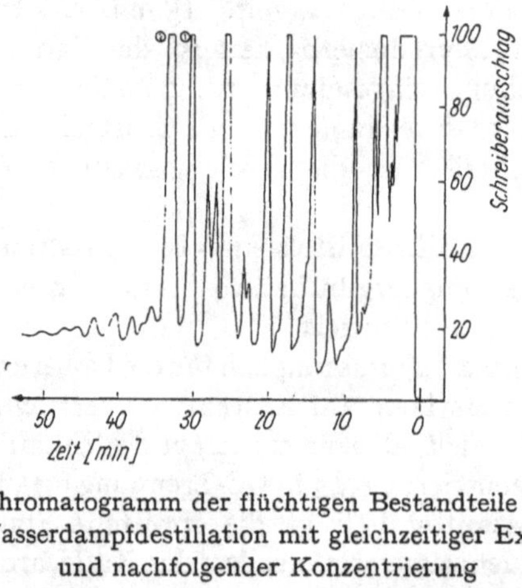

Abb. 3. Gas-Chromatogramm der flüchtigen Bestandteile von Röstkaffee nach Wasserdampfdestillation mit gleichzeitiger Extraktion und nachfolgender Konzentrierung

als Extraktionsmittel eine sehr gute Reproduzierbarkeit mit einer Standardabweichung von nur 6,5% erzielt. Abb. 3 zeigt das Gas-Chromatogramm einer auf diese Weise aufgearbeiteten Probe.

Der Einsatz von Freon F 11 bewährt sich hierbei nicht. Trotz intensiver Wasserkühlung treten Verluste an Freon und damit an leichtflüchtigen Aromastoffen auf. Damit in Verbindung zu setzen ist die vergleichsweise hohe Standardabweichung von 19,9%.

Der Hauptanteil des Zeitbedarfs bei der obengenannten Methode geht zu Lasten der Konzentrierung. Bei Erhöhung der Kaffeemenge auf 50 g und der zu injizierenden Menge auf 10 ml kann auf die Konzentrierung verzichtet werden. Einem Zeitgewinn von 5 h stehen allerdings eine geringere Anreicherung und eine Erhöhung der Standardabweichung auf 10,9% gegenüber.

Zusammenfassend läßt sich sagen, daß die Head-Space-Technik für eine schnelle, vergleichende Analyse von Aromastoffen geeignet ist. Zur detaillierten Aromastoffanalyse sind aufwendigere Isolierungsverfahren anzuwenden. Hier bietet sich in erster Linie die kombinierte Wasserdampfdestillation/Extraktion unter Verwendung von Äther/Pentan mit anschließender Konzentrierung an. Ein Zeitgewinn läßt sich durch den Wegfall der Konzentrierungsstufe erreichen, allerdings ist hiermit eine Verschlechterung der Reproduzierbarkeit und eine Abnahme des Anreicherungsgrades verbunden.

Vergleichende Untersuchungen an unterschiedlichen Kaffeemischungen nach der Isolierungsmethode mittels Wasserdampfdestillation und Extraktion deuten darauf hin, daß das Verhältnis der mit 1 und 2 bezeichneten Peakflächen in Abb. 3 in Beziehung zur Kaffeequalität steht (Tab. 2).

Tabelle 2
Verhältnis der Peakflächen $F_1:F_2$ bei verschiedenen Kaffeemischungen

Kaffeemischung	$F_1:F_2$ (Einzelwerte)	$F_1:F_2$ (Mittelwert)
First Class	1,49; 1,11	1,30
Mona	1,25; 1,03	1,14
Rondo	0,81; 0,76	0,78
Kosta	0,59; 0,80	0,70

Die Daten zeigen eine Abnahme mit fallender Qualität des Kaffees. Es wird darauf hingewiesen, daß die Befunde vorläufigen Charakter tragen, die Überprüfung an einer größeren Anzahl von Proben steht noch aus.

Dem VEB Kaffee Halle, in dessen Auftrag die Arbeiten durchgeführt wurden, danken wir für die gewährte Unterstützung und die gute Zusammenarbeit.

Frau MEUCHE und Frau STREICH gebührt unser Dank für ihre gewissenhafte analytische Arbeit.

Summary

W. RÖDEL, R. SCHRÖDTER, D. ZÖLL and L. STEINIGER: The isolation and concentration of volatile substances present in roasted coffee

Various methods for the isolation and concentration of volatile substances present in roasted coffee for the purpose of gas chromatographic analysis were tested with special regard to reproducibility and time requirement. The combined steam distillation/extraction with subsequent concentration of the extracts is recommended for comparative analyses of roasted coffee. The head-space technique is suited as a rapid method. First results indicate that the ratio of two peak areas is related to the quality of the coffee.

Резюме

В. Редель, Р. Шредтер, Д. Целль и Л. Штейнигер: Изолирование и концентрирование летучих веществ жареного кофе для газово-хроматографического анализа — сравнение методов

Апробировались различные методы изолирования и концентрирования летучих веществ жареного кофе для газово-хроматографического анализа с учетом воспроизводимости и затраты времени. Для сравнительных исследований жареного кофе рекомендуется комбинированная перегонка с водяным паром экстракция с последующими концентрированием экстрактов. В качестве экспресс-метода оправдал себя headspace-техника. Предварительные результаты указывают на то, что соотношение двух пиковых плоскостей связано с качеством кофе.

Literatur

[1] Piorr, W., Glas-Instrumenten-Techn. **12**, 175 (1968).

[2] Lea, C. H., u. P. A. T. Swoboda, J. Sci. Food Agric. **13**, 148 (1962).

[3] Römer, G., u. E. Renner, Z. Lebensmittel-Unters. u. -Forsch. **156**, 329 (1974).

[4] Rödel, W., D. Zöll u. G. Wölm, Nahrung **15**, 425 (1971).

[5] Pintauro, N. D., Coffee Solubilization, S. 103, Noyes Data Corporation, Park Ridge, London 1975.

[6] Weurman, C., J. agric. Food Chem. **17**, 370 (1969).

Dr. W. Rödel, Zentralinstitut für Ernährung, DDR-1505 Bergholz-Rehbrücke, Arthur-Scheunert-Allee 114—116

Eingegangen 27. 1. 1977

Die Nahrung	21	8	1977	725–729

Defence Food Research Laboratory, Mysore, India

Effect of Malonaldehyde on the Rheological Properties of Wheat Flour

S. S. ARYA and D. B. PARIHAR

The addition of malonaldehyde (MA) results in significant changes in the visco-elastic behaviour of wheat flour dough. Incorporation of MA in wheat flour also enhances its rate of maturation during subsequent storage. After storage, MA treated wheat flour had lesser extensibility and higher resistance, dough development time and stability than the untreated sample. Altered visco-elastic behaviour of wheat flour has been explained by the reaction of MA with sulphohydryl and amino groups.

In stored foods, malonaldehyde (MA) is produced by the oxidation of polyunsaturated fatty acids. Being highly reactive, MA has been found to react with other food constituents like amino acids and proteins [1–3]. Treatment of gliadin with MA results in destruction of all detectable tyrosine [4]. In peroxidising systems containing methyl linolenate and wheat flour stored at 35 °C and 80% R. H., MA produced from linolenate oxidation reacted mainly with faster moving wheat proteins. However the effect of MA on rheological properties of wheat flour is not known. The present investigation was undertaken to determine the effect of added MA on the rheological properties of wheat flour and results are reported in this communication.

Materials and methods

MA was prepared from its tetraethylacetal (1,1,3,3-tetraethoxy propane; Fluka A. G. Buchs, S. G.; BP 210–212 °C) according to the method of KWON et al. [5]. The hydrolyzed TEP solution was neutralized to pH 6.5 with 1 N NaOH. The aqueous MA reagent prepared as above had major absorption maximum at 267 nm and a weak absorption maximum at 350 nm but none in the visible region (477 nm) indicating the absence of polymerized MA derivatives. The fresh MA reagent was prepared daily just before use.

Rheological properties. Straight run flours of 90% extraction rates milled from "Bansi" and "Sharbati" wheats were used. Farinograms and extensograms were drawn using Brabender Farinograph and Extensograph respectively according to A.A.C.C. procedures [6]. Diluted MA reagent was used in place of water in investigating the effect of added MA on dough viscoelastic behaviour.

Storage test. Effect of added MA on the changes in rheological properties of wheat flour during storage was also investigated. For this purpose, 50 ml of MA solution (5×10^{-3} moles) were sprayed uniformly on the wheat flour (2 kg) using a chromatographic sprayer. An equivalent amount of water was incorporated in the control sample and final moisture content adjusted to 11.0% in both the samples. Both MA treated and untreated samples were stored in moisture proof bags at 37 °C. After 3 and 8 weeks storage, the rheological properties of the stored samples were investigated as above.

Results and discussion

Effect of MA on extensibility and resistance to extension of wheat flour dough is shown in Fig. 1 and Table 1. It may be seen that addition of MA decreases the exten-

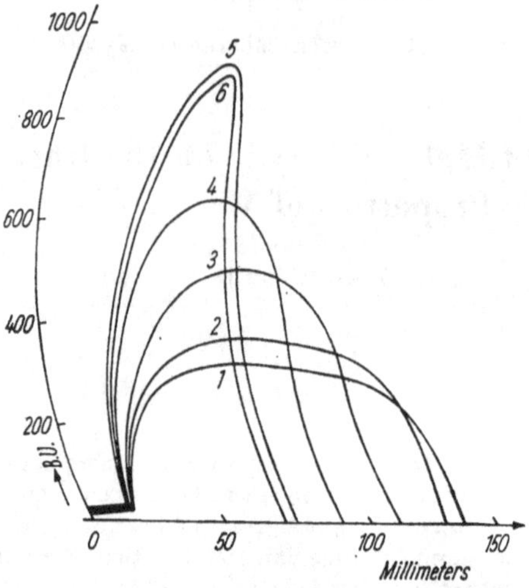

Fig. 1. Effect of malonaldehyde (MA) (100 mg/300 g flour) on the extensibility and resistance of dough.
1,2,3 without MA after 45, 90 and 135 min of incubation;
4,5,6 with MA after 45, 90 and 135 min of incubation of dough

Table 1
Effect of malonaldehyde on extensibility and resistance to extension of dough

Malonaldehyde [mg/300 g flour]	45		90		135	
	E	R	E	R	E	R
0	120	320	120	380	110	520
5	110	370	110	440	105	560
25	100	420	95	520	90	640
50	80	500	80	580	70	720

E — Extensibility [mm]; R — Maximum resistance to extension [B. U.].

sibility but increases the resistance. The above effects were more pronounced after 90 and 135 min of incubation of dough. The effect of acetaldehyde and formaldehyde on visco-elastic behaviour of dough have been investigated previously [7, 8]. Addition of acetaldehyde slightly increased the resistance but had no effect on extensibility. Addition of formaldehyde resulted in decreased extensibility and increased resistance similar to the effects observed in case of MA. Polyaldehydeoxyxylan (oxidised xylan) also improved the dough strength and bread volume [9].

Effect of MA on the farinographic characteristics of the wheat flour are shown in Fig. 2. Addition of MA did not significantly influence the initial stages in the dough development and maximum consistency but enhanced the rate of consistency drop beyond the maximum stage. In this respect its effect is qualitatively similar to that of N-ethyl maleimide (NEM) a known sulphohydryl group blocking reagent (Fig. 2). However if the dough is left for 2 h in the mixing bowl, the consistency of MA containing dough slightly increased on further mixing but no such effect was observed in NEM containing and control doughs (Fig. 2). Also the dough containing NEM was sticky and extensible but MA containing dough was nonsticky and more like overmatured flour dough. The reaction of wheat proteins with bifunctional aldehydes like

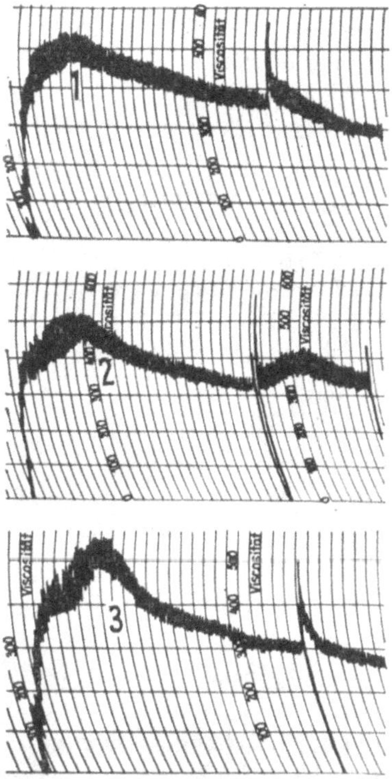

Fig. 2. Effect of malonaldehyde (MA) and N-ethyl maleimide on the Farinograms of wheat flour; 1—wheat flour alone; 2—wheat flour + MA (50 mg); 3—wheat flour + N-ethyl maleimide (10 mg); the curve after broken line indicates the mixing behaviour of dough after 2 h rest period in the mixer

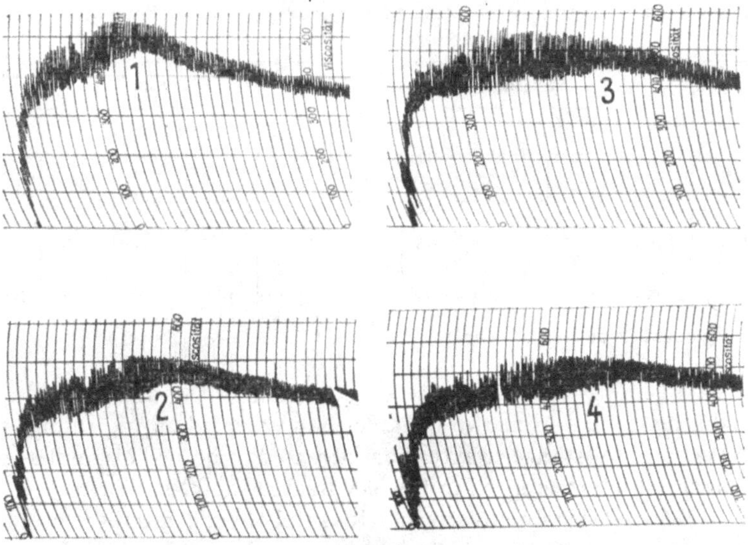

Fig. 3. Farinograms of treated and untreated wheat flours after 8 weeks of storage. 1 and 3—Bansi and sharbati untreated wheat flour; 2 and 4—the corresponding malonaldehyde treated flours respectively

glutaraldehyde has been shown to increase their tensile strength [10]. The increased consistency of dough after 2 h may be due to the significant crosslinking of proteins during this period.

The changes in farinographic characteristics of MA treated and untreated flours during storage are shown in Table 2 and Fig. 3. Dough development time, stability and mixing tolerance index changed significantly during storage for both treated and

Table 2
Farinograph data of MA treated and untreated flour after 3 and 8 weeks of storage

Farinograph data	Bansi					Sharbati				
	0	3		8		0	3		8	
		C	T	C	T		C	T	C	T
Water absorption [%]	64.0	67.8	67.0	66.9	66.4	65.2	67.6	67.5	68.6	67.9
Dough development time [min]	4.0	5.5	6.0	7.0	9.5	5.5	7.0	10.0	12	15
Mixing tolerance index [B. U.]	120	100	80	90	50	60	60	40	50	40
Dough stability [min]	2.0	2.0	3.0	3.0	4.5	2.0	5.0	6.0	6.5	8.0

C — Control; T — Malonaldehyde treated wheat flour.

untreated samples. But comparatively the changes were more in the case of MA treated samples than in the control. Though the percentage water absorption for both the samples increased during storage, comparatively MA treated samples required slightly less water for attaining 500 B. U. consistency than the corresponding untreated samples.

Table 3
Extensibility and resistance to extension of MA treated and untreated wheat flour after 3 and 8 weeks of storage

Extensibility	Sharbati					Bansi				
	0	3		8		0	3		8	
		C	T	C	T		C	T	C	T
Extensibility (M.M.)	90	75	65	65	60	110	80	70	70	60
Maximum resistance to extension (B.U.)	820	950	1000	1000	1000	520	680	860	920	1000

C — Control; T — Malonaldehyde treated wheat flour.

The changes in extensibility and resistance to extension in the MA treated and untreated samples during storage are shown in Table 3. As expected during storage the extensibility decreased and resistance to extension increased in both the samples, but the changes were much more pronounced in the MA treated samples.

In isolated systems MA has been found to react with sulphohydryl groups in cysteine and glutathione [11, 12] but its reaction with protein sulphohydroyl groups has been reported to be insignificant. MA also reacts with primary amino groups of proteins forming 1-amino-3-imino-propene linkages. Some of the changes in rheological properties of wheat flour resulting by the addition of MA can be explained by its reaction with lower molecular sulphohydryl compounds in wheat flour which are known to influence the rheological properties of the dough.

Acknowledgement

We wish to thank Dr. H. Nath, Director, Defence Food Research Laboratory, Mysore, for his keen interest and helpful suggestions.

Zusammenfassung

S. S. Arya und D. B. Parihar: Der Einfluß von Malonaldehyd auf die rheologischen Eigenschaften von Weizenmehl

Der Zusatz von Malonaldehyd (MA) zeigt bei Untersuchungen von Weizenmehl mit Hilfe eines Farinographen und eines Extensographen signifikante Veränderungen im visko-elastischen Verhalten des Teiges. Der Zusatz von MA zu Weizenmehl führt während der Lagerung zu einer schnelleren Mehlalterung. Das MA-behandelte, gelagerte Mehl ergibt eine geringere Dehnbarkeit, aber eine höhere Zerreißfestigkeit, längere Teigentwicklungszeit und größere Stabilität als unbehandeltes Mehl. Das veränderte visko-elastische Verhalten von behandeltem Weizenmehl ist auf die Reaktion von MA mit Sulfhydryl- und Aminogruppen zurückzuführen.

Резюме

С. С. Ариа и Д. Б. Парихар: Влияние малонового альдегида на реологические свойства пшеничной муки

Добавление малонового альдегида (МА) к пшеничной муке приводит по данным, полученных с помощью фаринографа и экстензографа, к статистически достоверным измениям вязко-упругового поведения теста. Добавление МА к пшеничной муке приводит во время хранения к более быстрому старению муки. Обработанной МА, хранимой на складе муке свойствена более низкая растяжимость, более высокое сопротивление разрыву, более длительное время созревания теста и более высокая устойчивость чем необработанной муке. Изменение вязко-упругих свойств обработанной пшеничной муки объясняется реагированием МА со сульфгидрильными и аминогруппами.

References

[1] Kwon, T. W., and W. D. Brown, Federation Proc. **24**, 592 (1965).
[2] Buttkus, H., J. Food Sci. **32**, 432 (1967).
[3] Chio, K. S., and A. L. Tappel, Biochemistry **8**, 2821 (1969).
[4] Taggart, J., Biochem. J. **123**, 48 (1971).
[5] Kwon, T. W., and B. M. Watts, J. Food Sci. **28**, 627 (1963).
[6] Cereal Laboratory Methods, 6th Edition, American Association of Cereal Chemists, Minnesota 1957.
[7] Hlynka, Cereal Chem. **26**, 307 (1949).
[8] Primo, E., S. Barber, C. Benedito de Barber and J. Ribo, Contrib. Chem. Food Supplies Invited Sel. Contrib. Pap. Symp. 1973 (published 1974), p. 357; Edited by Morton, I., Rhodes, D. N., Butterworth, London, England; C.A. **82**, 123556 m (1975).
[9] Tatrakina, G. V., M. S. Dudkin and N. G. Shkantova, Izv. Vysš. Učebn. Zaved Pišč. Technol. **4**, 49 (1975); C.A. **84**, 15831 e (1976).
[10] Ewart, J. A. D., J. Sci. Food & Agric. **19**, 370 (1968).
[11] Arya, S. S., D. B. Parihar and H. Nath, J. Food Sci. & Technol. **9**, 185 (1972).
[12] Buttkus, H., J. Amer. Oil Chemists' Soc. **46**, 88 (1969).
[13] Shin, B. G., J. W. Huggins and K. L. Karraway, Lipids **7**, 229 (1972).

S. S. Arya and D. B. Parihar, Defence Food Research Laboratory, Mysore-570010, India

Eingegangen 9. 2. 1977

Die Nahrung	21	8	1977	731–738

Zentralinstitut für Ernährung in Potsdam-Rehbrücke
(Direktor: Prof. Dr. H. HAENEL),
Forschungszentrum für Molekularbiologie und Medizin,
Akademie der Wissenschaften der DDR

Über den Einfluß der Molmasse und des Veresterungsgrades von Pektin auf die Fraktionierung an DEAE-Cellulose

H. ANGER, R. FRIEBE und G. DONGOWSKI

Die Fraktionierung von Pektin an DEAE-Cellulose ist von der Molmasse und dem Veresterungsgrad abhängig. Die Desorption des Pektins im Phosphat-Puffer-Gradienten wird durch zunehmende Molmasse und abnehmenden Veresterungsgrad mehr oder weniger gehemmt. Dieser Befund gilt sowohl für einen Vergleich zwischen Pektinpräparaten, die sich in der mittleren Molmasse bzw. im mittleren Veresterungsgrad unterscheiden, als auch für die Verteilung von Molmasse und Veresterungsgrad im Einzelpräparat.
Der Einfluß des Veresterungsgrades auf die Desorbierbarkeit entspricht erwartungsgemäß der Änderung der Ionenladung der Makromoleküle. Der Einfluß der Molmasse kann nicht als überlagerter Molekularsiebeffekt interpretiert werden. Er läßt sich nur verstehen, wenn neben der Ionenbeziehung noch weitere, vom Veresterungsgrad unabhängige Bindungen zwischen Pektin und DEAE-Cellulose angenommen werden, deren Anzahl oder Stärke mit der Molmasse wächst.

Einleitung

Pektin als Interzellular- und Zellwandbestandteil beeinflußt entscheidend das technologische und ernährungsphysiologische Verhalten von Obst und Gemüse. Zur molekularen Charakterisierung dieses pflanzlichen Polysaccharids wird die Ionenaustauschchromatographie eingesetzt.

Die Methode der Fraktionierung an Diäthylaminoäthylcellulose (DEAE-Cellulose) ist 1960 von NEUKOM u. a. [1] für Polysaccharide eingeführt und seitdem von mehreren Autoren [2–7] zur Fraktionierung von Rüben-, Apfel- und Citruspektin unterschiedlicher Molmasse und unterschiedlichen Veresterungsgrades angewandt worden. Von HERI u. a. [2] sowie von VAN DEVENTER-SCHRIEMER u. a. [4] wurde mit abnehmendem Veresterungsgrad des Pektins eine zunehmende Bindung an die DEAE-Cellulose festgestellt. ROŠIK u. a. [5], KNEE [6] sowie SMIT u. a. [7] konnten durch Gradientenelution neutralzuckerreiche und neutralzuckerarme Pektinfraktionen gewinnen und dadurch Zusammenhänge zwischen Elutionsverhalten, Isolierungsverfahren, Veresterungsgrad, chemischer Zusammensetzung und Gelierfähigkeit der Pektine aufdecken.

Die von VOLLMERT [8] mitgeteilten Befunde über die Veränderung von Molmasse und Veresterungsgrad bei der Hydrolyse von Pektinen und die von KNEE [6] erhobenen Bedenken gegen eine unkritische Bewertung des Isolierungsverfahrens bei der Untersuchung von Pektinstoffen werfen die Frage nach dem Zusammenhang zwischen Molmasse und Veresterungsgrad bei der molekularen Charakterisierung von Pektinpräparaten auf. Während HERI u. a. [2] für verseiftes und dabei abgebautes Pektin über Grenzviskositätsbestimmungen einen Zusammenhang zwischen der Molmasse und der Eluierbarkeit auffanden, konnten SMIT u. a. [7] keine reguläre Änderung der Molmasse mit der Elutionsfraktion feststellen. Gemische von Oligogalakturonsäuren konnten von DERUNGS [9] an Kunstharzaustauschern und von HATANAKA u. a. [10] an DEAE-Cellulose nach der Molmasse aufgetrennt werden. Die Unterschiede in der Molmasse und im Veresterungsgrad der von ROŠIK u. a. [5] untersuchten Pektinpräparate blieben bei der Interpretation der Ergebnisse unberücksichtigt. Die gelegentliche Beobachtung eines Molmasseneinflusses auf die Fraktionierung nach der Molekülladung sowie die unterschiedlichen Ergebnisse einiger Autoren lassen den Zusammenhang zwischen Molmasse und Veresterungsgrad bei der Pektinfraktionierung an DEAE-Cellulose als ein offenes Problem erscheinen.

Von BOCK u. a. [11–13] ist der mechanolytische Schwingmahlabbau erfolgreich zur Präparation von Pektinproben unterschiedlicher mittlerer Molmasse unter Beibehaltung des ursprünglichen Veresterungsgrades und der ursprünglichen chemischen Zusammensetzung angewandt worden. Geht man bei der Schwingmahlung von Präparaten unterschiedlichen Veresterungsgrades aus, so lassen sich Präparateserien herstellen, die hinsichtlich ihrer Molmasse verschieden und bezüglich ihres Veresterungsgrades und ihrer chemischen Zusammensetzung ausreichend charakterisiert sind.

In der vorliegenden Arbeit soll deshalb versucht werden, mit mechanolytisch abgebauten Pektinpräparaten abgestufter mittlerer Molmasse und unterschiedlichen mittleren Veresterungsgrades den gleichzeitigen Einfluß dieser Faktoren auf die Fraktionierung an DEAE-Cellulose zu untersuchen und die Überlagerung beider Effekte zu analysieren.

Material und Methoden

Verwendete Pektinpräparate

Als Untersuchungsmaterial dienen handelsübliche Apfelpektine (Rotbandpektin R, Violettbandpektin V, Braunbandpektin B) der Fa. Obipektin AG., Bischofszell (Schweiz) mit verschiedenem Veresterungsgrad.

Die Ausgangspräparate werden vorgereinigt und zur Mechanolyse der Schwingmahlung unterworfen.

Reinigung und Mechanolyse der Pektinpräparate

Die Reinigung des Ausgangsmaterials für die Braunband-Serie (B) ist bei BOCK u. a. [13] beschrieben.

Für die Aufbereitung der Ausgangspräparate der Rotband-Serie (R), der Violettband-Serie (V) und einer weiteren Braunband-Serie (B′) wurde wie folgt verfahren: 500 g handelsübliches Pektin werden in 5 l äthanolischer Salzsäure (1,562 l Äthanol, 3,282 l dest. Wasser, 0,156 l konzentrierte Salzsäure p. a.) 6 h gerührt. Nach dem Absaugen wird mit demselben Lösungsmittel erneut 1 h gerührt, über Nacht stehen gelassen, abermals abgesaugt und auf der Fritte mehrmals mit 50%igem Äthanol gewaschen. Danach werden das B′-Präparat viermal mit 50%igem und das V- und das R-Präparat je zweimal mit 30%igem und zweimal mit 50%igem Äthanol und anschließend jedes Präparat je einmal mit 80%igem und mit 96%igem Äthanol 30 min gerüht und erneut abgesaugt. Das Filtrat muß chloridfrei sein. Abschließend erfolgt eine Nachwäsche mit Aceton und Trocknung an der Luft und im Vakuumtrockenschrank. Die Ausbeute beträgt 350 bis 400 g R-O, V-O, B′-O.

Die Schwingmahlung der gereinigten Pektinpräparate erfolgte nach den Angaben von BOCK u. a. [13]. Die abgebauten Präparate werden durch die Mahldauer in Stunden gekennzeichnet (z. B. B-50 oder R-200).

Charakterisierung der Pektinpräparate

Die Bestimmung des Veresterungsgrades sowie des Gehaltes an Anhydrogalakturonsäure, Gesamtkohlenhydrat und Neutralzucker erfolgt nach Angaben von BOCK u. a. [13, 14].

Angaben zu den Präparaten sind in Tab. 1 enthalten.

Durchführung der Ionenaustauschchromatographie

Für die Vorbehandlung des Ionenaustauschers und für die Säulenelution wurden folgende Lösungen verwendet:

0,5 N Natronlauge, 0,5 N Salzsäure;
Puffer I: wäßrige Lösung von 0,005 M Na_2HPO_4/0,001 M EDTA, mit einer Lösung von 0,005 M NaH_2PO_4/0,001 M EDTA auf pH 6,5 eingestellt;
Puffer II: wäßrige Lösung von 0,5 M Na_2HPO_4/0,001 M EDTA, mit einer Lösung von 0,5 M NaH_2PO_4, 0,001 M EDTA auf pH 6,5 eingestellt;
Lauge III: 0,1 N Natronlauge

Zur Präparation der Austauschersäule werden 10 g DEAE-Cellulose (Fa. Schleicher & Schüll, BRD) mit einer Austauscherkapazität von 0,7 mÄqu/g mit 0,5 N NaOH und 0,5 N HCl je dreimal und danach mit Puffer II bis zur neutralen Reaktion gewaschen. Anschließend wird der Austauscher

Tabelle 1
Charakterisierung von mechanolytisch abgebauten Pektinpräparaten unterschiedlichen Veresterungsgrades

Pektin-präparat	Mahl-dauer [h]	Gehalt an Anhydrogalakturonsäure [% i. aschefr. TS]	Veresterungs-grad [%]
R-0	0	80,2	34,3
R-2	2	80,2	34,1
R-10	10	80,2	33,3
R-50	50	80,6	34,1
R-200	200	80,3	33,6
V-0	0	87,8	41,3
V-2	2	85,0	41,0
V-10	10	87,4	40,6
V-50	50	86,7	41,1
V-200	200	86,3	41,3
B-0	0	82,4	73,3
B-2	2	82,6	70,4
B-10	10	82,4	70,8
B-50	50	82,2	71,8
B-200	200	82,0	70,9
B'-50*	50	79,2	69,2

* Das Präparat B'-50 entstammt der Mahlserie eines anderen Braunbandpektins als die übrigen B-Präparate.

in Puffer I aufgenommen und als Suspension in die Trennsäule gegeben. Bei einem Säulendurchmesser von 2 cm entsteht eine 6 cm hohe Schicht des Trennmediums.

Zur Fraktionierung werden jeweils 2 ml einer 0,5%igen Lösung des Pektins in Puffer I aufgetragen. Zunächst wird die Säule mit ca. 80 ml Puffer I durchgespült, danach folgt ein 8-h-Programm der Gradientenelution mit einer Durchflußgeschwindigkeit von 22 ml/h. Die Steuerung des Gradienten erfolgt mit einem Gradientenmischer der Fa. LKB-Produkter AB (Schweden.).

Um die unterschiedlichen Ionenaustauschchromatogramme verschiedener Pektinpräparate miteinander vergleichen zu können, werden die Fläche und die Abszisse normiert. Die Gesamtfläche wird gleich 100% gesetzt und für jede Abszisseneinheit der Flächenanteil berechnet. Die Abszisse wird linear in die willkürlich gewählte Anzahl von 30 Einheiten geteilt (vgl. Abb. 1). Der Bereich von 0 bis 10 dient der Darstellung des Vorlaufs mit Puffer I. Die Abszisseneinheit 10 wird dem Anfang des Gradienten, die Einheit 30 dem Ende des Gradienten zugeordnet. Für einen Lauf wird die Fraktionszahl für den Gesamtgradienten festgestellt, daraus die Anzahl der Fraktionen pro Abszisseneinheit berechnet und für jede Fraktion die Zuordnung zur jeweiligen Abszissenposition getroffen. Die Zuordnung erfolgt für die gerade aufgefangene Fraktion, d. h., die zeitliche Verzögerung durch die Säulenfüllung bleibt unberücksichtigt.

Durchführung der Gelchromatographie

Die gelchromatographische Fraktionierung an Sephadex G 100 der Fa. Pharmacia Fine Chemicals (Schweden) wurde in einem Gelbett von 12,5 cm Höhe und 2 cm Durchmesser durchgeführt. Als Elutionsmittel diente 0,005 M Natriumoxalat/0,05 M Natriumchlorid-Puffer, pH 4,0.

Ergebnisse und Diskussion

Für die Braunbandpräparate B-0 und B-200 sind in Abb. 1 die Elutionsprofile dargestellt. Für jedes Präparat treten drei Peaks auf, entsprechend der Aufeinanderfolge der drei Elutionsmittel Puffer I, Puffer-II-Gradient, Lauge-III-Gradient. Die neutralzuckerhaltigen Bereiche sind schraffiert hervorgehoben. Während bei der Elution mit Puffer I bei konstanter Ionenstärke und mit Laugegradient nur gering-

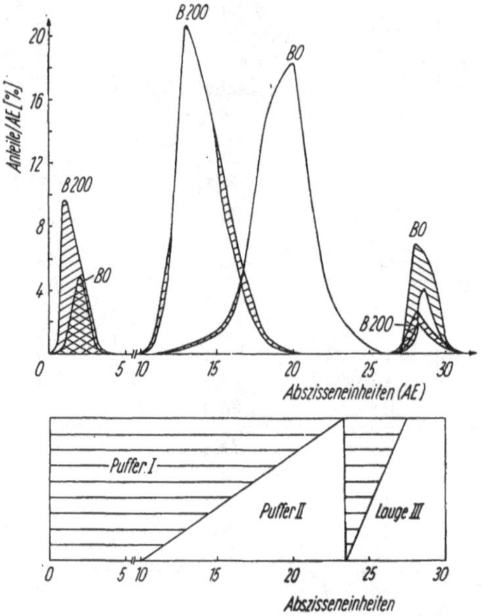

Abb. 1. Oberer Teil: Differentielle Darstellung der normierten Ionenaustauschchromatogramme der Präparate B-o und B-200
Unterer Teil: Profil der Gradientenelution über der normierten Abszisse

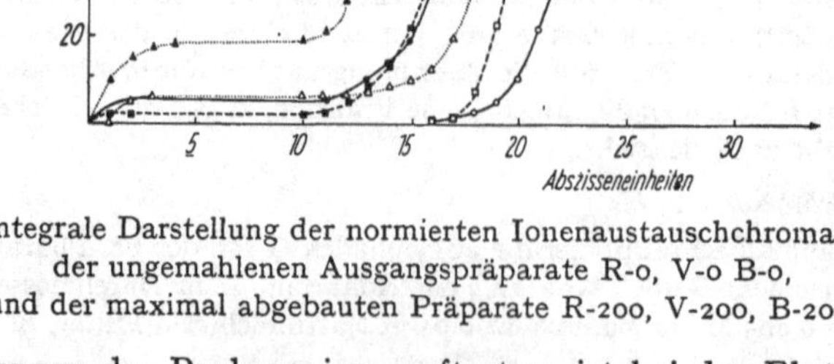

Abb. 2. Integrale Darstellung der normierten Ionenaustauschchromatogramme der ungemahlenen Ausgangspräparate R-o, V-o B-o, und der maximal abgebauten Präparate R-200, V-200, B-200

fügige Verschiebungen der Peakmaxima auftreten, ist bei der Elution im Puffer-II-Gradienten eine Differenzierung der Peaks für zwei extreme Mahldauern zu beobachten. Das Maximum für das stärker abgebaute Präparat B-200 ist deutlich in Richtung schwächerer Bindung, also scheinbar höheren Veresterungsgrades verschoben. Für V- und R-Präparate werden gleichartige Ergebnisse erhalten.

Abb. 2 zeigt in integraler Darstellung die Verhältnisse für die Elution der ungemahlenen Ausgangspräparate B-0, V-0, R-0 und der mechanolytisch maximal abgebauten Präparate B-200, V-200, R-200. Erwartungsgemäß nimmt die Eluierbarkeit im Puffer-II-Gradienten mit abnehmendem Veresterungsgrad in der Reihenfolge B, V, R ab. Als zusätzlicher experimenteller Befund ist, unabhängig vom mittleren Veresterungsgrad, eine leichtere Eluierbarkeit der abgebauten Präparate festzustellen. In erster Näherung hat die Molmassenänderung bei einer Schwingmahlung von 200 h einen ähnlichen Effekt auf das Sorptionsverhalten wie ein Unterschied im Veresterungsgrad von ca. 30%. Um den Einfluß der Molmasse auf die Eluierbarkeit bei konstantem Veresterungsgrad zu prüfen, wurden von Rotbandpektin fünf Präparate unterschiedlichen Abbaugrades an DEAE-Cellulose fraktioniert.

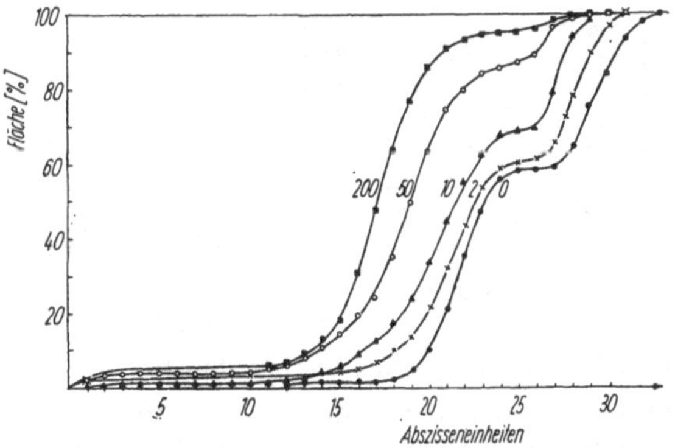

Abb. 3. Integrale Darstellung der normierten Ionenaustauschchromatogramme der Schwingmahlserie des Rotbandpektins für 0, 2, 10, 50 und 200 h Mahldauer

Abb. 3 zeigt die Ergebnisse. Die Präparate verlassen die Säule in der Reihenfolge abnehmender Mahldauer bzw. zunehmender Molmasse. Die Präparate der Violettbandund der Braunband-Serie verhalten sich analog. Damit ist der Einfluß der Molmasse von Pektinen auf die Fraktionierung am DEAE-Cellulose-Austauscher nachgewiesen.

Wachsende Molmasse und abnehmender Veresterungsgrad wirken in Richtung erschwerter Eluierbarkeit.

Bei Vorliegen verschiedener Molmassen und Veresterungsgrade in einem einzelnen Präparat im Sinne der Polymolekularität kommt es zu einer Überlagerung beider Effekte, und es ist schwierig zu unterscheiden, welcher Faktor welchen Anteil der Verschiebung auf der Elutionsachse bewirkt. Bei breiten Verteilungen ist in jedem Falle eine einseitige Zuschreibung des Fraktionierungseffektes zu einem der beiden Faktoren unzulässig.

Um zu prüfen, wie breit der Veresterungsgrad im Einzelpräparat verteilt ist und welche Rolle diese Verteilung bei der Ionenaustauschchromatographie spielt, wurde eine differenzierte Untersuchung der Präparate hinsichtlich des Veresterungsgrades vorgenommen. Dazu wurden für die Fraktionierung der Präparate R-0, R-200, V-0, V-200, B-0, B-200 jeweils fünf Fraktionen derart geschnitten, daß die Fraktion 1 den Neutralzuckerpeak, die Fraktion 5 den Laugepeak und die Fraktionen 2, 3 und 4 Anstiegsflanke, Maximum und Abstiegsflanke des Puffer-II-Gradienten-Peaks enthalten. Die Fraktionen 2, 3 und 4 liegen damit für die einzelnen Präparate notwendigerweise an verschiedenen Positionen auf der normierten Abszisse. Die ermittelten Veresterungsgrade sind in Tab. 2 zusammengestellt.

Tabelle 2
Verteilung des Veresterungsgrades auf verschiedene Fraktionen bei ausgewählten Pektinpräparaten

Pektinpräparat	$\overline{VG}$ [%]	VG_{ber} [%]	Fraktion 1	2	3	4	5	
R-0	34,3	31,2	56,0	45,3	34,0	26,1	13,3	VG
			8,8	23,7	40,8	9,9	16,8	AG
R-200	33,6	33,6	—	42,6	32,3	23,4	(51,7)*	VG
			0,4	27,9	40,8	26,4	4,5	AG
V-0	41,3	38,4	48,0	40,0	36,9	—	30,4	VG
			13,5	34,4	35,7	—	16,4	AG
V-200	41,3	40,7	—	56,6	41,8	31,2	48,8	VG
			3,2	21,4	41,0	30,5	3,9	AG
B-0	73,3	69,5	—	92,8	69,9	63,9	45,5	VG
			0,3	17,3	39,9	34,3	8,3	AG
B-200	70,9	72,9	—	92,4	71,2	64,1	(97,7)*	VG
			1,3	20,5	41,3	34,2	2,7	AG

* Die eingeklammerten Werte sind unsicher.

Die zweite Spalte enthält den experimentell bestimmten mittleren Veresterungsgrad $\overline{VG}$, die dritte den durch Summation der Fraktionen berechneten Veresterungsgrad VG_{ber}. Die folgenden fünf Spalten enthalten den Veresterungsgrad VG und den Anhydrogalakturonsäureanteil AG in der jeweiligen Fraktion. Alle Angaben erfolgen in Prozent. Vergleicht man bei den galakturonsäurereichen Fraktionen 2, 3 und 4 für die jeweilige Fraktion die Veresterungsgrade zwischen R-0 und R-200 oder V-0 und V-200 bzw. B-0 und B-200, so sind keine nennenswerten Unterschiede festzustellen. Für die dazwischen liegenden Mahldauern von 2, 10 und 50 h sind deshalb keine anderen Ergebnisse zu erwarten.

Ein Vergleich der Veresterungsgrade in den verschiedenen Fraktionen eines Einzelpräparates zeigt allerdings deutliche Unterschiede und eine breite Verteilung. Bei mittleren Veresterungsgraden von 34%, 41% und 71% treten Grenzwerte von 13 bis 56%, 30 bis 56% und 64 bis 93% auf. Die Schwingmahlung hält also nicht nur den mittleren Veresterungsgrad konstant, sondern auch die Verteilung des Veresterungsgrades im Einzelpräparat.

Da in einer früheren Untersuchung [13] die große Uneinheitlichkeit der Pektinpräparate festgestellt wurde, war es von Interesse, auch den Molmasseneinfluß zu erfassen. Es wurde deshalb versucht, durch gelchromatographische Untersuchungen Aussagen über die Molmassenverteilung innerhalb der ionenaustauschchromatographisch erhaltenen Fraktionen zu gewinnen. Am Beispiel des Braunbandpektins B'-50 wurden solche Untersuchungen durchgeführt. Abb. 4 zeigt die Ergebnisse.

Es kann festgestellt werden, daß zunehmend erschwerte Desorbierbarkeit bei der Ionenaustauschchromatographie mit abnehmendem Elutionsvolumen bei der Gelchromatographie, d. h. mit zunehmender Molmasse, korreliert. Dieses Ergebnis konnte durch Untersuchung weiterer Präparate der B'-Serie verifiziert werden. Die bereits weiter oben ermittelte Beziehung zwischen wachsender Molmasse, abnehmendem Veresterungsgrad und erschwerter Desorption bei einem Vergleich zwischen verschiedenen Pektinpräparaten gilt demnach ebenfalls für die Verhältnisse im Einzelpräparat. Es muß betont werden, daß bei den vorliegenden Verteilungen von Molmasse und Veresterungsgrad die Wirkungen der beiden Faktoren vermengt und daher aufgrund der durchgeführten Elutionsversuche allein nicht separierbar sind.

Die aufgefundene desorptionshemmende Wirkung der zunehmenden Molmasse kann nicht im Sinne eines überlagerten Molekularsiebeffektes interpretiert werden,

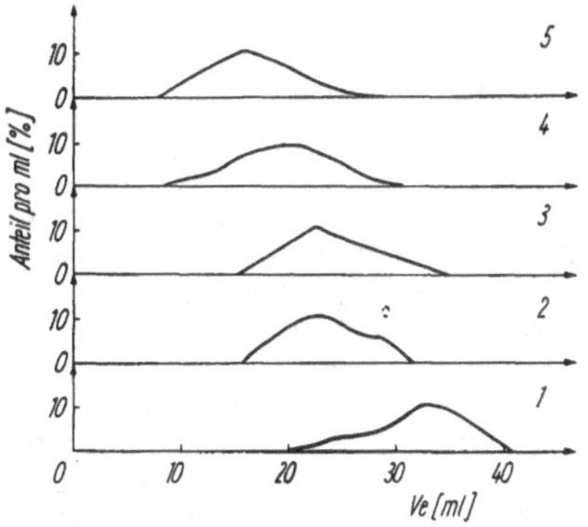

Abb. 4. Gelchromatogramme für ausgewählte Ionenaustauschchromatographie-Fraktionen des Braunbandpektins B'-50, erhalten an Sephadex G 100
Kurve 1: niedermolekulare Neutralzuckerfraktion
Kurven 2 und 3: zwei Fraktionen des Phosphatgradientenpeaks unmittelbar vor dem Peakmaximum
Kurven 4 und 5: zwei Fraktionen des Phosphatgradientenpeaks unmittelbar nach dem Peakmaximum

weil sie in diesem Falle entgegengesetzt gerichtet sein müßte. Die naheliegende Annahme, daß die größeren Moleküle niederverestert und die kleineren Moleküle hochverestert vorliegen, steht nicht im Einklang mit unseren Kenntnissen vom Aufbau der Pektine und von der Wirkung der Mechanolyse und ist deshalb zu verwerfen. Der Molmasseneffekt läßt sich daher nur verstehen, wenn für die Bindung des Pektins an der DEAE-Cellulose neben der Ionenbeziehung noch andere, sekundäre Bindungen angenommen werden, die vom Veresterungsgrad unabhängig sind und deren Anzahl oder Stärke mit der Molmasse zunimmt. Hierbei ist vor allem an van der Waalsche Bindungen zu denken, wie sie von Bauer u. a. [15] für die Bindung der nativen Hemicellulosen an die Cellulose diskutiert werden. Eine differenzierte Analyse der untersuchten Einflüsse auf das Sorptions- und Elutionsverhalten von Pektin am DEAE-Cellulose-Austauscher setzt die quantitative Bestimmung des Veresterungsgrades und der chemischen Zusammensetzung bei gleichzeitiger Ermittlung der Molmasse in sehr kleinen, molekular weitgehend einheitlichen Fraktionen voraus und muß deshalb weiteren Untersuchungen vorbehalten bleiben.

Summary

H. Anger, R. Friebe and G. Dongowski: Influence of molecular weight and degree of esterification of pectin on the fractionation on DEAE-cellulose

The fractionation of pectin on DEAE-cellulose is influenced by its molecular weight and degree of esterification. The desorption of pectin during gradient elution with phosphate buffer is more or less inhibited by increasing molecular weight and decreasing degree of esterification. These results are observed not only on pectin samples with different molecular weight and degree of esterification but also for distribution of these characteristics within one sample.

As expected, the desorption is influenced by the degree of esterification, that means by ion charge of the macromolecules. The influence of molecular weight on the desorption cannot be interpreted as a superimposed molecular sieve effect. The influence is only understandable, if in addition to the ion linkages between pectin and DEAE-cellulose other linkages are supposed. These linkages should be independent of degree of esterification and their number or strength should increase with molecular weight of the samples.

Резюме

Х. Ангер, Р. Фрибе и Г. Донговски: Исследования влияния молекулярного веса и степени этерификации пектина на фракционирование с помощью диэтиламиноэтилцеллюлозы

При фракционировании пектиновых препаратов различного молекулярного веса и различной степени этерификации с помощбю диэтиламиноэтилцеллюлозы было установлено, что увеличение молекулярного веса и снижение степени этерификации затрудияют десорбцию пектина в соответствии с градиентом фосфатного буфера. Этот факт действителен как для сравнения пектиновых препаратов, отличающихся по среднему молекулярному весу или средней степени этерификации, так и для распределения молекулярного веса и степени этерификации в отдельном препарате.

Влияние степени этерификации на способность к десорбции соответствует, как и ожидается, изменению заряда ионов макромолекул. Влияние молекулярного веса нельзя интерпретировать как накладывающийся эффект молекулярного просеивания. Его можно понять, если наряду с взаимоотношением ионов предполагается наличие других, независящих от степени этерификации соединений между пектином и диэтиламиноэтилцеллюлозой, число которых и сила растёт в соответствии с увеличением молекулярного веса.

Literatur

[1] NEUKOM, H., H. DEUEL, W. HERI u. W. KÜNDIG, Helv. Chim. Acta **43**, 64 (1960).
[2] HERI, W., H. NEUKOM, u. H. DEUEL, Helv. Chim. Acta **44**, 1939, 1945 (1961).
[3] BOCK, W., u. G. DONGOWSKI, Angew. makromolekulare Chem. **3**, 28 (1968).
[4] VAN DEVENTER-SCHRIEMER, W. H., u. W. PILNIK, Lebensm. Wiss. u. Technol. **9**, 42 (1976).
[5] ROŠIK, J., V. ZITKO u. J. VAŠÁTKO, Coll. Czechosl. Chem. Comm. **27**, 1346 (1962).
[6] KNEE, M., J. exper. Bot. **21**, 651 (1970).
[7] SMIT, C. J. B., u. E. F. BRYANT, J. Food Sci. **32**, 197 (1967).
[8] VOLLMERT, B., Makromol. Chem. **5**, 110 (1950).
[9] DERUNGS, R., Trennung von Oligogalakturonsäuren an Anionenaustauschern, Diss., E. T. H. Zürich, 1958.
[10] HATANAKA, C., u. J. OZAWA, J. agric. chem. Soc. Japan **40**, 98 (1966), ref. in. Z. analyt. Chem. **229**, 227 (1967).
[11] BOCK, W., M. KRAUSE u. G. DONGOWSKI, Angew. makromolekulare Chem. **6**, 60 (1969).
[12] DONGOWSKI, G., u. W. BOCK, Faserforsch. und Textiltechn. **24**, 34 (1973).
[13] BOCK, W., H. ANGER, R. KOHN, A. MALOVIKOVÁ, G. DONGOWSKI u. R. FRIEBE, Angew. makromolekulare Chem. 64 (1977), im Druck.
[14] KRAUSE, M., u. W. BOCK, Ernährungsforschung **18**, 111 (1973).
[15] BAUER, W. D., K. W. TALMAGDE, K. KEEGSTRA u. P. ALBERSHEIM, Plant Physiol. **51**, 174 (1973).

Dr. H. ANGER und Dr. G. DONGOWSKI, Zentralinstitut für Ernährung, DDR-1505 Bergholz-Rehbrücke, Arthur-Scheunert-Allee 114/116; Dr. R. FRIEBE, Bezirks-Hygiene-Institut Potsdam, DDR-15 Potsdam, Küsselstraße 9

Eingegangen 10. 2. 1977

Die Nahrung	21	8	1977	739–747

Protein Biological Value and Amino Acid Content of Brain of Local Meat Productive Animals

N. M. DARWISH[1], S. K. SHEHAB[1], F. I. EL-NAHRY[2] and N. AGAMY[2]

The present work is a comparative study on the amino acid content and biological value of brain of camel, sheep, cow and buffalo, the main animals for slaughter in Egypt. The effect of age on the concentration of different amino acids in brain was also investigated. The results demonstrate:

Both cow and sheep brain contained higher concentrations of amino acids as compared with either buffalo or camel; besides, they were found to contain similar concentrations of phenylalanine, tyrosine, arginine and ornithine. In these two species, the effect of ageing on the concentrations of phenylalanine, valine + methionine and tyrosine, was also similar. Both ornithine and arginine concentrations in brain decreased with ageing in the 4 investigated species. Camel brain was found to contain the least concentrations of all investigated amino acids. Camel and buffalo brains were found to contain similar concentrations of phenylalanine, arginine, and tyrosine. In these two species, the changes in cystine + cysteine, ornithine, tyrosine and phenylalanine concentrations in brain with ageing was also similar.

In evaluating the biological value of brain, the NPU method gave more precise information than the PER method. The NPU results showed that for the investigated species, cow brain had the highest NPU value, followed by buffalo and sheep lastly camel.

The problem of protein need is the most complex in the field of nutrition, and its deficiency causes many diseases, specially among children, because of the growing body requirements. These requirements represent a need not only for total nitrogen but also for the essential amino acids. Meat is the most important source of animal proteins. In Egypt, the main meat productive animals include cow, sheep, buffalo and camel. Brain is one of the by-products of these animals that can be considered a nutritionally rich meal. It is used as a main protein dish and in sandwiches for snacks.

The present work is a comparative study to determine the protein biological value and amino acid content of brain in camel, sheep, cow and buffalo. For these same species, DARWISH et al. [4] reported the following values for the protein content of brain in %: 9.19, 10.05, 10.10; 8.84, 9.48, 9.87; 8.50, 9.17, 10.94 and 8.74, 9.99, 11.21 for young, adult and senile camel, sheep, cow and buffalo respectively. The average values of all ages were 10.01, 9.36, 9.75 and 10.23% for camel, sheep, cow and buffalo respectively. The differences between species or sexes in this respect were insignificant, except between camel and sheep where the difference was significant at 0,01 level.

In the present work, the effect of age on the concentration of different amino acids in brain was investigated. Brain proteins were subjected to acid hydrolysis for the determination of amino acids. Besides, these brain proteins of the different investigated species were evaluated biologically by determining both the net protein utilization value and protein efficiency ratio.

[1] Women's College, Ain-Shams University, Cairo, A.R. Egypt.
[2] Nutrition Institute, Cairo, A.R. Egypt.

Methods and Materials

Brain samples were collected from local, healthy animals, from Cairo Slaughter House. Samples from different species were classified according to age into groups. The age of animals was determined according to the regulations adopted in the Slaughter House.
Cow and buffalo. Young: up to 3 years old; adult: 3 to 5 years old; senile: more than 5 years old.
Sheep. Young: up to 3 years old; senile: more than 3 years old.
Camel. Young: less than 5 years old; old: more than 5 years old.

It should be mentioned that

- in this study young sheep were divided further into young (up to 1.5 years old) and adult (1.5 to 3 years old);
- young and adult female sheep, cow and buffalo are not allowed to be slaughtered. In these cases, the obtained samples were exceptions;
- in this study, old camels were also divided into adult (5–7 years old) and senile animals (more than 7 years old).

5 brain samples were collected in each case regarding age or sex.

The membranes and blood vessels were first removed from the brain tissues. The tissues were then homogenized thoroughly in an electric blender. A part of the homogenate was used immediately for moisture determination, and the rest was dried in an air oven at 90 °C for 36–48 h, with occasional stirring, and kept for chemical analysis. Dried samples were then defatted by continuous extraction with ethyl ether.

In young, adult and senile animals, dried defatted brain samples of both males and females were mixed together for amino acid analysis. This was done by hydrolyzing 0.1 g sample using 6 N hydrochloric acid in scaled tubes at 105 °C for 24 h. The hydrochloric acid was removed under vacuum and the residue was washed several times with distilled water. The dried hydrolyzate was dissolved in 1 ml 10% isopropyl alcohol for chromatographic analysis. Paper chromatographic descending technique was used for separation, identification and quantitative determination of amino acids according to WHITE-HEAD [12] and MANSOUR [7]. Tryptophan is destroyed by acid hydrolysis and was not determined here. A standard chromatogram was prepared which contained the following amino acids: cystine, ornithine, lysine, histidine, arginine, aspartic acid, serine, glycine, threonine, glutamic acid, alanine, tyrosine, valine, methionine, phenyl alanine, leucine and isoleucine. The solvent mixture that was used for separating the amino acids contained n-butanol, glacial-acetic acid and water in ratio 120:30:50.

Biological evaluation of brain proteins

In evaluating the biological value of brain proteins for the different investigated species, the dried defatted brain samples of both sexes and of different ages were mixed together in preparing diets.

Determination of net protein utilization (NPU). The method used was that of MILLER et al. [8]. Albino rats of a single strain were weaned at 21 days of age and put on the stock diet for one week till they reached 40–50 g in weight. Rats were then divided into groups of four, two males and two females. Each group was put on one of the experimental diets for 10 days. A similar group was fed with a non-protein diet. The total weight of groups should not differ by more than 1–2 g.

The following basal diet of MILLER et al. [8] was used: Margarine 15%, potato starch 10%, glucose 15%, vitaminized carbohydrate mixture 5%, salt mixture 5%, rice starch 50%.

The salt mixture used was that of HEGSTED et al. [5], while the vitamin mixture was that of MILLER et al. [8].

The experimental diets were prepared by substituting the dried defatted brain samples of either camel, sheep, cow or buffalo for rice starch in the basal non-protein diet to give 10% protein level. Casein was used in the standard diet.

At the end of the experimental period, rats were killed by chloroform. Incisions were made into the skull, thoracic and body cavities. The carcasses together with the intestinal contents were dried to a constant weight at 105 °C (about 48 h) and then defatted by continuous extraction with ethyl ether. The dried defatted carcasses of each group were ground in a mortar, mixed well and body nitrogen was determined by KJELDAHL method.

In this method, we determined the percentage of nitrogen intake that was retained by the animal and was calculated as:

Body nitrogen of the test group —
Body nitrogen of non-protein group.

$$\mathrm{NPU} = \frac{\text{Nitrogen consumed by non-protein group}}{\text{Nitrogen consumed by test group}} \cdot 100$$

Determination of protein efficiency ratio (PER). The method used was that of CAMPBELL [3], in which the following basal diet was used: Corn starch 80 g, cotton seed oil 10 g, cellulose 5 g, salt mixture 4 g, vitamins mixture 1 g.

The salt mixture used was that of HEGSTED et al. [5] and the vitamins mixture was that of CAMPBELL [3]. The dried defatted brain samples under test were added at the expense of starch to produce 10% level of protein. Weaned albino rats of a single strain of 25—28 days of age were used. The rats were divided into groups of 6 animals for each diet. The groups were equalized as near as possible with respect to sex and weight. Each group contained 3 males and 3 females. Diets and water were supplied ad libitum. The experiment was extended for 4 weeks. Calculations of PER values were made after 2 and 4 weeks as follows:

$$\mathrm{PER} = \frac{\text{gain in body weight [g]}}{\text{protein intake [g]}}$$

Results and Discussion

Concentration of amino acids in brain

The quantitative data of the different amino acids, isolated from brain hydrolyzates of animals at different ages, are shown in Table. 1. Table 2 shows the average values of concentrations of the amino acids in brain for the different species. Some of these amino acids were hard to separate from each other and were determined together; these include (cystine + cysteine), (lysine + histidine), (aspartic acid + serine), (threonine + glutamic acid), (valine + methionine) and (isoleucine + leucine). Proline appeared on the chromatograms as a yellow spot, however it was not determined quantitatively.

The average values for (cystine + cysteine) in brain hydrolyzates were 324, 304, 291 and 268 mg/g N for sheep, cow, camel and buffalo respectively. These values were found to decrease from young to adult stages and remained more or less constant till senility in camel, cow and buffalo. In sheep it was found to increase with ageing.

Ornithine concentration in cow brain hydrolyzate (800 mg/g N) was similar to that in sheep (785 mg/g N), and both were higher than those of either buffalo (612 mg/g N) or camel brain (441 mg/g N). These values decreased with ageing in the different investigated species.

The highest value for (lysine + histidine) was found in sheep brain hydrolysate (2165 mg/g N), followed by cow, buffalo and camel brain respectively (Table 2).

It should be mentioned here that BLOCK [2] reported that the molecular ratio of lysine to arginine, in human neuroproteins to remain constant through life, at the same time less histidine was present in the neuroproteins of young mammals than in those of adults. Besides, KUDINOV et al. [6] found lysine to be preponderant among basic acids in brain of cattle.

Arginine concentration was nearly the same in both sheep and cow brain hydrolyzates (243 and 242 mg/g N), and both were higher than either camel (190 mg/g N) or buffalo (172 mg/g N) ones. These values decreased with ageing in the 4 investigated species.

Table 1

Amino acids concentrations [mg/g N] in brain hydrolyzates of the different investigated species at different ages

Amino acid	Camel			Sheep			Cow			Buffalo		
	Young	Adult	Senile	Young	Adult	Senile	Young	Adult	Senile	Young	Adult	Senile
Cystine + Cysteine	374	245	254	302	311	358	320	294	297	341	229	234
Ornithine	610	420	292	993	678	683	897	863	639	801	568	468
Lysine + Histidine	765	644	886	2063	2380	2051	1583	1764	1780	1287	1738	1443
Arginine	216	176	177	279	205	227	274	269	183	188	173	155
Aspartic acid + Serine	180	138	113	312	325	259	422	415	438	306	322	355
Glycine	390	259	306	593	385	375	524	467	500	419	378	336
Threonine + Glutamic acid	306	308	221	395	342	346	318	321	324	326	374	364
Alanine	122	82	71	119	122	76	119	122	129	144	127	146
Tyrosine	469	550	222	931	623	466	791	779	466	494	536	202
Valine + Methionine	251	217	256	936	474	948	457	174	608	386	291	259
Phenylalanine	39	38	49	105	124	92	114	125	75	45	57	51
Isoleucine + Leucine	120	74	97	247	154	277	108	114	202	174	187	229

Table 2
Average values for amino acids concentration [mg/g N] in brain hydrolyzates of the different investigated species

Amino acid	Camel	Sheep	Cow	Buffalo
Cystine + Cysteine	291	324	304	268
Ornithine	441	785	800	612
Lysine + Histidine	765	2165	1709	1489
Arginine	190	243	242	172
Aspartic acid + Serine	144	265	425	328
Glycine	318	451	497	381
Threonine + Glutamic acid	278	361	321	355
Alanine	91	106	123	139
Tyrosine	414	673	679	444
Valine + Methionine	241	786	413	305
Phenylalanine	42	107	105	51
Isoleucine + Leucine	97	226	141	177

Aspartic acid and serine were also determined together, showing that the highest concentration was in cow brain hydrolyzate (425 mg/g N), followed by buffalo, sheep and lastly camel (Table 2).

Cow brain showed the highest value for glycine followed by sheep, buffalo and camel brain respectively. It is clear from Table 1 that in the 4 investigated species young animals contained more glycine than either adult or senile ones.

The value for (threonine + glutamic acid) concentration in sheep brain (361 mg/g N) was nearly similar to that of buffalo (355 mg/g N), while cow brain showed slightly lower value (321 mg/g N) followed by camel brain (278 mg/g N).

The alanine concentration in brain ranged from 139 mg/g N in buffalo to 91 mg/g N in camel. This value decreased slightly with age in both camel and sheep. This effect of age was not observed in either cow or buffalo.

Tyrosine concentration in sheep (673 mg/g N) and cow (679 mg/g N) brain hydrolyzates were similar and higher than those of buffalo and camel. This value decreased with ageing till senility in both sheep and cow. In camel and buffalo it increased slightly from young to adult age and then decreased in senile animals.

(Valine + methionine) were determined together showing that sheep had the highest value (1786 mg/g N), followed by cow, buffalo and then camel respectively (Table 2).

The phenylalanine concentration in sheep brain hydrolyzate (107 mg/g N) was similar to that of cow (105 mg/g N) and both were higher than the corresponding values of either buffalo (51 mg/g N) or camel (42 mg/g N). This value was found to be higher in adult sheep, cow and buffalo brain than either young or senile ones. In camel it increased slighty in the senile stage.

Sheep brain showed the highest average value for (isoleucine + leucine), followed by buffalo, cow and camel respectively (Table 2).

It is worth mentioning that some of the results that are reported here for sheep brain are in the same range as those reported by PELLET et al. [10].

It is clear from Tables 1 and 2 that:

- Camel brain contained the least concentrations of all amino acids, determined here, with the exception of (cystine + cysteine) which was slightly higher in camel than buffalo.
- Both ornithine and arginine concentrations in brain decreased with ageing in the 4 investigated species.
- Both cow and sheep brain hydrolyzates were found to contain similar concentrations of phenylalanine, tyrosine, arginine and ornithine. In these 2 species, the effect of ageing on the concentrations of phenylalanine, valine + methionine and tyrosine was also similar. They both contained higher concentrations of amino acids as compared with either buffalo or camel brain.
- Camel and buffalo brain hydrolyzates were found to contain similar amounts of phenylalanine, arginine and tyrosine. In these 2 species, the change in (cystine + cysteine), ornithine, tyrosine and phenylalanine concentrations in brain, with ageing was also similar.

Biological evaluation of brain proteins

The data regarding the PER of both casein and investigated brain samples, fed at 10% level of protein intake are shown in Table 3. The differences between the 2 weeks and 4 weeks values were found to be insignificant in both casein and experimental diets. This could reflect the quick adaptation of rats to diets.

Table 3
The average protein efficiency ratio for casein* and brain of the different investigated species at 10% level of protein intake

Sample	PER			
	After 2 weeks	After 4 weeks		
		Value	Corrected value	as % of casein value
Camel	2.61	2.43	2.53	101.2
Sheep	2.37	2.22	2.31	92.5
Cow	2.39	2.31	2.4	96.2
Buffalo	2.35	2.33	2.43	97.1
Casein	2.22	2.4	2.5	100

* The average PER for casein was corrected to 2.5 and was considered as 100%.

The average PER for casein was 2.4 after 4 weeks experiment. The calculated PER for experimental diets were corrected assuming the PER for casein as 2.5 which is considered as 100% [3].

The corrected PER for brain of camel, buffalo, cow and sheep after 4 weeks experiment were 2.53, 2.43, 2.40 and 2.31 respectively.

ALBANESE [1] reported 2.97 and 2.89 for the PER of brain of both ox and hog respectively.

Table 4
The NPU values of both casein and the investigated brain samples at 10% level of protein intake

Sample	B.N.* of rats maintained on test diet [g]	B.N. of rats maintained on protein free diet [g]	Gain in B.N. [g]	N-Intake [g]	NPU	
					Value	as % of casein value
Camel	1.85	1.28	0.57	1.40	40.57	69.7
Sheep	1.79	1.28	0.51	1.192	43.12	74.1
Cow	1.88	1.28	0.60	1.31	45.69	78.5
Buffalo	1.80	1.28	0.52	1.20	43.24	74.3
Casein	1.95	1.28	0.67	1.156	58.13	100

* B.N. = Body nitrogen

Table 4 shows the NPU values of both casein and the investigated brain samples. It is clear that cow brain showed the highest NPU, followed by buffalo and sheep ones and lastly camel brain.

MITRA et al. [9] found the biological value of cow meat (68.5) to be higher than buffalo (59.5) at 10% level of protein intake. The same trend of results is found here, where the protein of cow brain showed the highest NPU followed by the buffalo one.

To compare the results of NPU with those of PER, it would be better to calculate the NPU value as percentage of that of casein as was done with PER. It is clear from Table 5 that camel brain which showed the lowest value for NPU gave the highest one for PER.

Table 5
The PER and NPU of casein and the different investigated species

Sample	NPU		PER	
	Value	as % of casein value	Corrected value*	as % of casein value
Camel	40.57	69.7	2.53	101.2
Sheep	43.12	74.1	2.31	92.5
Cow	45.69	78.5	2.40	96.2
Buffalo	43.24	74.3	2.43	97.1
Casein	58.13	100	2.5	100

* PER of casein is corrected to 2.5

The inconsistencies between PER which depends on gain in weight and net protein utilization, point out the advantage of the nitrogen retention method which accounts for the protein actually consumed and digested. In this respect PIKE et al. [11] reported that the weight gain cannot be assumed to represent proportional gain in body protein under all conditions and hence a great source of error in PER method lies in the use of weight gain. Therefore, methods that precisely define protein retention are likely to yield more accurate results.

So, the NPU method is more reliable and shows that for the investigated species cow brain has the highest NPU value, followed by buffalo and sheep and lastly camel.

This means that camel brain which was found to contain the least concentrations (as mg/g N) of the amino acids, determined in the present work, was also the lowest in protein value as determined by NPU method. Meanwhile, cow brain which was found to be the highest in NPU value, contained the highest concentrations of these amino acids.

Zusammenfassung

N. M. DARWISH, S. K. SHEHAB, F. I. EL-NAHRY und N. AGAMY: Biologische Wertigkeit des Proteins und Aminosäurengehalt des Hirns der landesüblichen Schlachttiere

Das Hirn von Kuh und Schaf weist einen höheren Gehalt an Aminosäuren auf als das von Büffel oder Kamel; bei letzterem ist der Aminosäurengehalt am geringsten. Die Gehalte an Phenylalanin, Tyrosin, Arginin und Ornithin sind allerdings bei allen 4 Tierarten gleich. Das Altern übt auf die Gehalte an Phenylalanin, Valin + Methionin und Tyrosin bei Kuh und Schaf einen gleichen Einfluß aus. Der Gehalt an Ornithin und Arginin nimmt während des Alterns bei allen 4 Tierarten ab. Der Gehalt an Phenylalanin, Arginin und Tyrosin ist bei Kamel und Büffel gleich; die Veränderungen im Gehalt an Cystin + Cystein, an Ornithin, Tyrosin und an Phenylalanin verlaufen bei beiden Tieren gleich.

Bei der Ermittlung der biologischen Wertigkeit des Hirnproteins erbrachte die NPU-Methode genauere Aussagen als die PER-Methode. Kuhhirn zeigt die höchsten NPU-Werte, es folgen Büffel, Schaf und zuletzt Kamel.

Резюме

Н. М. Дарвиш, С. К. Шехаб, Ф. И. Эль-Нари и Н. Агами: Биологическая ценность белков и содержание аминокислот в мозгу отечественного убойного скота

В мозгу коров и овец содержание аминокислот выше чем у буйволов и верблюд; у последных содержание аминокислот наиболее низкое. Содержание фенилаланина, тирозина, аргинина и орнитина у всех 4 видов животных одинаково. Возраст оказывает одинаковое влияние на содержание фенилаланина, валина + метионина и тирозина и коров и овец. Содержание орнитина и агринина с возрастом знижается у всех 4 исследованных видов животных. Содержание фенилаланина, аргинина и тирозина одинаково у верблюд и буйволов; изменения содержания цистина + цистеина, орнитина, тирозина и фенилаланина протекают одинаково у этих двух видов. При определении биологической ценности мозговых белков более точные данные были получены NPU-методом, чем PER-методом. Наиболее высокие величины NPU наблюдаются в мозгу коров, затем следуют буйволы, овцы и наконец верблюды.

References

[1] ALBANESE, A., Protein and amino acid nutrition, Academic press, New York and London 1959.
[2] BLOCK, R. J., J. Biol. Chem. 121, 411 (1937).
[3] CAMPBELL, J. A., Methodology of protein evaluation, Nutr. Document R. 101, Ad. 37 June Meeting, New York 1961.
[4] DARWISH, N. M., S. K. SHEHAB, F. I. EL-NAHRY, N. AFIFI and N. AGAMY, The nutritive value and cholesterol content of brain of local meat productive animals — Effect of Age, Sex and Species, in press.
[5] HEGSTED, D. M., R. C. MILLS, C. A. ELVEHJEM and E. B. HART, J. Biol. Chem. 138, 459 (1941).
[6] KUDINOV, S. O., and A. M. SOKHINA, Ukr. Biochim. Zh. 39 (2), 115 (1967).

[7] MANSOUR, M., Chemical and biochemical studies on the effect of certain steroid derivatives on blood and urinary amino acids, M. Sc. Thesis, Fac. of Sci., Cairo Univ. 1973.
[8] MILLER, D. S., and A. E. BENDER, Brit. J. Nutr. **9**, 382 (1955).
[9] MITRA, K., and H. C. MITTRA, Ind. J. Med. Res. **33**, 87 (1945).
[10] PELLET, P. L., and S. SHADAREVIAN, Food Composition tables for use in the Middle East, 2nd ed. Amer. Univ. Beirut, Lebanon, 1970.
[11] PIKE, R. L., and M. L. BROWN, Nutrition: An integrated approach, Wiley Eastern Private Limited Publishers, 1970.
[12] WHITE-HEAD, R. G., Lancet **1**, 250 (1964).

Dr. Nazek DARWISH, Dept. of Nutrition and Food Chemistry, Women's College, Ain Shams University, Heliopolis, Cairo, A.R. Egypt.

Eingegangen 31. 1. 1977

Die Nahrung	21	8	1977	749—756

Kurznachrichten

BÜCHER UND ZEITSCHRIFTEN

SPORES VI. Herausgegeben von PH. GERHARDT, R. COSTILOW und H. L. SADOFF. 619 Seiten, 408 Abb., 181 Tab. American Society for Microbiology, Washington 1975. Preis: 12.00 $.

In sehr übersichtlicher Weise haben die Herausgeber des Buches den größten Teil von insgesamt 125 Vorträgen der 6. Internationalen Sporenkonferenz (vom 10.—13. Okt. 1974 in der Michigan State University USA) zusammengestellt. Es werden in 5 Kapiteln neue Erkenntnisse über vergleichende Untersuchungen der Sporogenese bei verschiedenen Mikroorganismengruppen, molekulare Kontrollmechanismen des Differenzierungsprozesses während der Sporulation bei *Bacillaceae*, die Initiation und den Ablauf der Sporenkeimung, das Ruhestadium und die besondere Resistenz von Sporen gegenüber verschiedenen Umwelteinflüssen, die Genkartierungen bei *Bac. subtilis* sowie die Anwendung neuer Methoden in der Sporenforschung dargestellt. Trotz zunehmender Forschungstätigkeit in den letzten Jahren ist man vom Verständnis des sehr komplexen Geschehens bei der Sporenbildung und -keimung noch weit entfernt. Es ist die Tendenz erkennbar, die Differentiationsprozesse verstärkt auf molekularer Ebene unter Anwendung neuer Methoden (z. B. Laser) zu untersuchen. Das Buch ist eine wertvolle Informationsquelle. A. LEUCHTENBERGER

И. П. Ашмарин и Л. А. Клюхарев (I. P. ASHMARIN und L. A. KLJUCHAREV): Ингибиторы синтеза белка (Inhibitoren der Eiweißsynthese). 208 Seiten, 3 Abb. und 6 Tab. Verlag Medizina, Moskau 1975. Preis 1 R. 23 Kop.; 6,15 M

Das Studium des Wirkungsmechanismus spezifischer Hemmstoffe hat sehr zur Vertiefung unserer Kenntnisse über die einzelnen Schritte der Eiweißbiosynthese beigetragen. Ein großer Teil dieser Inhibitoren besitzt als Antibiotica oder Antitumormittel große praktische Bedeutung in der Medizin.

Die vorliegende Publikation geht den einzelnen Phasen der Eiweißsynthese von den Vorgängen an der DNS bis zu denen am Ribosom nach und erläutert, an welcher Stelle welche Inhibitoren auf welche Weise angreifen: Hemmung der Synthese und posttranskriptionalen Umwandlung der RNS ohne Beschädigung der Matrize (typische Inhibitoren sind dabei Actinomycin, Acridinfarbstoffe, α-Amanitin, Analoga von Nucleobasen etc.), Unterdrückung der Eiweißbiosynthese durch Einwirkung von Agentien, die die DNS schädigen (UV- und ionisierende Strahlen, synthetische und natürliche alkylierende Agentien), Hemmung der Translationsprozesse (Initiierung: Spectinomycin, aliphatische Aldehyde etc., Elongation: Puromycin etc., Vereinigung von Aminoacyl-t-RNS mit dem Ribosom, Knüpfung der Peptidbindung: Chloramphenicol etc., Translocation, Termination, Hemmung der Aminoacyl-t-RNS-Synthese). 6 Tabellen sowie ein Substanzklassen- und Einzelsubstanz-Register erleichtern die Orientierung des Lesers hinsichtlich der Zuordnung und Wirkung der großen Zahl behandelter Substanzen mit Inhibitor-Wirkung. Die in einem Register zusammengefaßten 340 Literaturzitate ermöglichen eine gute Information in der Originalliteratur. Obwohl seit dem Redaktionsschluß weitere neue Inhibitoren bekannt geworden sind, hat das Buch kaum an Aktualität verloren. Da es das Prinzipielle im logisch klaren Aufbau des Textes herausstellt, erleichtert es die Einordnung neuentdeckter Inhibitoren und das Verständnis ihrer Wirkungsweise. K. D. SCHWENKE

H. J. HOLTMEIER, M. KUHN und C. RUMMEL: ZINK, EIN LEBENSWICHTIGES MINERAL, 60 Seiten, 8 Abb., 23 Tab. Wissenschaftliche Verlagsgesellschaft mbH, Stuttgart 1976. Preis: 15,— DM

Obwohl der essentielle Charakter einer Anzahl von Mineralstoffen schon seit längerer Zeit bekannt ist, sind unsere Kenntnisse über Funktion und Stoffwechsel gegenüber anderen Lebensmittelbestandteilen vergleichbar gering. Am Beispiel des Zinks machen die Autoren den Versuch, in kurzer gedrängter Form auf die Rolle eines wichtigen Spurenelements hinzuweisen.

Zink ist als integraler Faktor einer Reihe von Enzymen bekannt, eine wichtige Rolle spielt Zink bei der Bildung und Ausschüttung von Insulin. Weitere wichtige Kapitel sind „Zink unter verschiedenen physiologischen und pathologischen Bedingungen", in dem auf Korrelationen zwischen Zink und Wundheilung, Zink und Diabetes und Zink und Atherosklerose hingewiesen wird. Diese Beziehungen bedürfen noch letzter wissenschaftlicher Klärung. Die Autoren kommen auch zu dem Schluß, daß die Gefahr toxischer Erscheinungen gegenüber einer Zinkmangelversorgung zurücktritt.

Die Autoren wollen mit ihrer Monographie Denkanstöße in der Medizin zur Rolle der Spurenelemente geben. Dieses Vorhaben ist zu begrüßen. Eine Fortsetzung der Thematik mit anderen Elementen wäre deshalb wünschenswert.

M. KUJAWA

INFORMATION – PHILOSOPHISCHE UND ETHISCHE PROBLEME DER BIOWISSENSCHAFTEN. IV. Kühlungsborner Colloquium, 2.–5. 10. 1974. Herausgeber: E. GEISSLER und W. SCHELER. 363 Seiten, 59 Abb. und 9 Tab. Akademie-Verlag, Berlin 1976. Preis: 40,– M.

Veranstaltet wurde das Kolloquium durch die Gesellschaft für physikalische und mathematische Biologie der DDR und das Forschungszentrum für Molekularbiologie und Medizin der Akademie der Wissenschaften der DDR. Wie bereits in den vorangegangenen Begegnungen fanden sich Naturwissenschaftler, Gesellschaftswissenschaftler und Kulturschaffende zu einer Auseinandersetzung um geistige Probleme unserer Zeit und unserer Gesellschaft zusammen, die durch den wissenschaftlichen Fortschritt aufgeworfen wurden. Gegenstand der Auseinandersetzungen waren Probleme der Informationsspeicherung und -verarbeitung auf verschiedenen biologischen Systemebenen unter dem Aspekt der molekularen und supramolekularen Neurobiologie. Von den 12 Vorträgen sind die beiden Hauptreferate, deren eines kollektiv und interdisziplinär vorbereitet wurde, hervorzuheben:

– ROSENTHAL, S., K. FUCHS-KITTOWSKI, H. A. ROSENTHAL und S. M. RAPOPORT: Überlegungen zu den molekularbiologischen Grundlagen der Widerspiegelung
– BELLMANN, K.: Formalisierung des Prozesses der molekulargenetischen Informationsverarbeitung als Zugang zur abstrakten Beschreibung von Differenzierungsvorgängen und der Selbstorganisation

Die Einführung gab E. GEISSLER. An den sehr interessanten Wechselgesprächen über biologische Informationsspeicher, ihre Funktion und Evolution von den Nucleinsäuren bis hin zur biologischen und gesellschaftlichen Kontrolle des Bewußtseins nahmen neben den Vortragenden 20 Wissenschaftler teil.

G. LEWERENZ

ABSORPTION SPECTRA IN THE INFRARED REGION. Herausgegeben von L. LÁNG, Mitarbeiter: S. HOLLY und P. SOHAR. Band 2, 318 Seiten. Akademiai Kiado, Budapest 1976. Preis: 81,85 M

Mit diesem zweiten Band wird eine Serie fortgesetzt, in der IR-Spektren ausgewählter organischer Verbindungen veröffentlicht werden. Es sind 300 Spektren im Bereich von 4000–400 cm^{-1} abgebildet. Neben sehr knappen Angaben zu den Aufnahmebedingungen findet man Summenformel, Molekulargewicht, Schmelzpunkt oder Brechungsindex. Als Aufnahmegerät wurde fast ausschließlich ein UR 10 benutzt. Nur für 6 Verbindungen ist ein UR 20 angegeben. Der Wert des Bandes und der Serie liegt darin, daß man Vergleichsspektren zur Hand hat. Allerdings müssen für die Brauchbarkeit der Spektren Einschränkungen gemacht werden, da die genauen Aufnahmebedingungen nicht angegeben sind. Unter diesem Gesichtspunkt ist das vorliegende Buch als Ergänzung bestehender Spektrensammlungen zu sehen.

R. SCHRÖDTER

ATOMIC ABSORPTION SPECTROMETRY. Herausgegeben von M. PINTA. XXII und 418 Seiten, 205 Abb., 106 Tab. Adam Hilger Ltd., London 1975. Preis: 35,00 £

Das französische Original dieser englischen Ausgabe erschien 1971 unter dem Titel "Spectrometrie d'Absorption Atomique: Applications a l'Analyse Chimique" bei Masson & Cie, Paris.

M. PINTA bietet mit Hilfe von 17 Mitarbeitern eine mit großer Sorgfalt erarbeitete Darstellung dieser analytischen Methode, die im wesentlichen vom praktischen Standpunkt aus betrachtet wird. Die Prinzipien sind sehr klar dargelegt, und das Problem der Auswahl der am besten geeigneten Ausrüstung aus der Vielzahl der jetzt verfügbaren kommerziellen Instrumente wird vereinfacht durch eine detaillierte vergleichende Studie von 41 Atom-Absorptions-Spektralphotometern.

Die Anwendungsmöglichkeiten der AAS werden für alle gegenwärtigen Analysenprobleme beschrieben und häufig auch kritische Vergleiche mit anderen Methoden angestellt. Zu diesen Anwendungen gehören die Analysen von Gesteinen, Erzen, Metallen und Legierungen, Wasser, biologischen Materialien, Kernbrennstoffen und Erdöl. Ein besonderes Kapitel beschäftigt sich mit Interferenzen.

Selbstverständlich ist die AAS seit 1971 weiter entwickelt worden. Dies macht sich vor allem bei der Darstellung der flammenlosen Technik bemerkbar. Trotzdem ist das Buch inzwischen nicht entwertet, das Ziel, gut erprobte Methoden darzustellen, wird weiterhin erreicht.

Eine umfangreiche Bibliographie ergänzt den Text. M. RAAB

ENVIRONMETAL POLLUTION AND CARCINOGENIC RISKS. Herausgegeben von Cl. ROSENFELD und W. DAVIES. WHO-IARC INSERIM Symp. Ser. Vol. 52, Lyon, 3.—5. Nov. 1975. IARC Scientific Publ. 13, 467 Seiten, 1976. Preis: 50,— sfrs.; 20,— $.

Im vorliegenden Bericht werden die 35 Originalbeiträge wiedergegeben, die anläßlich des WHO/INSERIM-Symposium vom 3.—5. Nov. 1975 zur Diskussion gestellt worden sind. Sie sind von Wissenschaftlern verfaßt worden, die auf dem Gebiet krebserzeugender Risikofaktoren in der Umwelt arbeiten.

In den ersten fünf Beiträgen werden Quellen der Luftverunreinigung — besonders durch Benzo(a)-pyren — und die epidemiologische Bedeutung krebserzeugender Risikofaktoren besprochen. Die Bedeutung des Zusammenhangs zwischen Krebsrisiko und Wasserverschmutzung wird diskutiert. Breiterer Raum wird dem Berufskrebsrisiko, besonders der Asbestproblematik, eingeräumt. Weitere Beiträge befassen sich mit Vinylchlorid, der Verhütung des Mineralölkrebses durch krebserzeugende Kohlenwasserstoffe in Mineralölen, dem Strahlenkrebsrisiko, der Testung carcinogener Substanzen durch Zellkulturen, dem Mutagenitätstest, der Problematik der Extrapolation auf den Menschen, den epidemiologischen Aspekten und der Beurteilung des Krebsrisikos. Einige Referate behandeln Methoden zur Erfassung krebserzeugender Kohlenwasserstoffe und N-Nitrosoverbindungen in der Umwelt Abschließend werden gesetzliche Aspekte, besonders der industriellen Noxen, diskutiert.

Die vorliegende Publikation repräsentiert den neuesten Stand zu ausgewählten Problemen der Einschätzung des Krebsrisikos durch Umweltverunreinigungen. W. FRITZ

PHYSIOLOGICAL AND BIOCHEMICAL ASPECTS OF HEAVY ELEMENTS IN OUR ENVIRONMENT. Herausgegeben von J. HOUTMAN and C. VAN DEN HANNER. 77 Seiten, 23 Abb., 20 Tab. Delft University Press 1975. Preis: 35,— Dfl.

Die vorliegende Broschüre beinhaltet den Abdruck von 5 Vorträgen, die anläßlich eines Symposiums über physiologische und biochemische Aspekte von Schwermetallen in unserer Umwelt gehalten wurden. Die Herausgeber gehen von der richtigen Prämisse aus, dieses Problem unter verschiedenen Gesichtspunkten multidisziplinär von international anerkannten Experten auf einzelnen Teilgebieten abzuhandeln. Es werden zusammenfassende Darstellungen aus der Sicht der Medizin und Biochemie, der Tierernährung und -physiologie sowie unter dem Aspekt der Umweltverunreinigung dargeboten, insbesondere der Dualismus von Essentiellität und Toxizität in Abhängigkeit von der Konzentration.

Der Wunsch der Herausgeber, daß das Buch in die Hände vieler Wissenschaftler gelangen möge, ist zu begrüßen, denn es zeigt zusammenfassend die Trends der Forschungen auf dem Gebiet der Spurenelemente auf. M. KUJAWA

ENVIRONMENTAL N-NITROSO COMPOUNDS ANALYSIS AND FORMATION. Herausgegeben von E. A. WALKER, P. BOGOVSKI, L. GRICIUTE und W. DAVIS. Proceedings of a Working Conference, Tallin, Estonian SSR, 1.—3. Okt. 1975, IARC Scientific Publications Nr. 14, 512 Seiten mit zahlreichen Abb. und Tab. International Agency for Research on Cancer, Lyon 1976. Preis: 110.— sfrs; 45,— $.

N-Nitrosoverbindungen gehören zu den weltweit am intensivsten bearbeiteten chemischen Cancerogenen. In 52 Beiträgen wird über den gegenwärtigen Kenntnisstand der Analytik, der Bildung und des Vorkommens von N-Nitrosoverbindungen berichtet.

Im ersten Teil (13 Referate) stehen analytische Probleme im Vordergrund, wobei detaillierte Angaben zur Isolierungs-, Anreicherungs- und Derivatisierungstechnik gegeben werden. Flüchtige N-Nitrosoverbindungen werden vorwiegend gaschromatographisch-massenspektrometrisch, nichtflüchtige N-Nitrosoverbindungen mittels Hochdruckflüssigkeitschromatographie gekoppelt mit dem Thermal Energy Analyzer erfaßt. Die 19 Referate des 2. Teiles befassen sich mit der Bildung der N-Nitrosoverbindungen aus nitrosierbaren Aminstrukturen und dem Nitrosierungsmittel Nitrit und Nitrat. Eingeschlossen sind tierexperimentelle Untersuchungen sowie Modellversuche zur endogenen Bildung von N-Nitrosoverbindungen aus Arzneimitteln im Organismus und deren Vermeidung durch Ascorbinsäure. Im 3. Teil, der den Inhalt von 10 Referaten wiedergibt, werden Angaben über das Vorkommen der Titelsubstanzen im Tabakrauch, in Fleisch und Fleischerzeugnissen, in Sojabohnenöl, in Futtermitteln sowie in Luft und Wasser gemacht. In den 10 Referaten des letzten Teiles werden Aspekte der Cancerogenität der N-Nitrosoverbindungen diskutiert, wobei auch nitrosierte Pestizide berücksichtigt sind.

Die jedem Referat beigefügte Literaturzusammenstellung ermöglicht einen guten Überblick.

W.-J. Uhde

EVALUATION OF CERTAIN FOOD ADDITIVES. Twentieth Report of the Joint FAO/WHO Expert Committee on Food Additives. Technical Report Series No. 599. World Health Organisation, Geneva 1976. Preis: 6,— sfrs.; 2.40 US$.

Der Bericht geht im allgemeinen Teil davon aus, daß Bevölkerungswachstum und Verbesserung der Lebensbedingungen ein erhöhtes Nahrungsangebot erfordern. Mit Ansteigen der Lebensmittelproduktion und Vervollkommnung der Verfahrenstechnik ist eine verstärkte Anwendung von Additiven zu erwarten. Mit Fortschreiten der Industrialisierung muß auch eine zunehmende Schadstoffkontamination der Nahrung in Betracht gezogen werden. Eine Reihe der im Bericht gegebenen Empfehlungen soll dazu dienen, toxikologische Risiken durch die Nahrungsaufnahme zu erkennen und zu verringern. Eine Neubewertung eines Fremdstoffes hat zu erfolgen, wenn neue toxikologische Informationen bekannt werden. Generelle Probleme können sich ergeben, wenn eine seit langem benutzte Verbindung wegen toxikologischer Bedenken ersetzt werden muß. Als Beispiel ist der Ersatz von Trichloräthylen als Koffeinextraktionsmittel durch Methylenchlorid angeführt.

Die behandelten Stoffe werden toxikologisch wie folgt eingeschätzt: *Keine Begrenzung durch eine ADI* bei Vogelpepsin, Cellulosepulver, Glycerin, Glycerindiacetat, Magnesiumsilikat (temporär), Mineralöl (Lebensmittelqualität);

ADI-Werte für Calciumhydrogensulfit (0,7 mg/kg), Menthol (0,2 mg), Primaricin (Natamycin, 0,3 mg/kg), Sucroseester von Fettsäuren (2,5 mg/kg), Sucroglycerid (2,5 mg/kg);

vorläufige ADI-Werte für Gallate (0,2 mg/kg), Mannitol (50 mg/kg), Nitrite (Natrium- und Kaliumsalze, 0,2 mg/kg), butyliertes Hydroxyanisol (0,5 mg/kg), butyliertes Hydroxytoluol (0,5 mg/kg);

keine ADI-Festlegung (bedenklich oder toxikologisch noch nicht ausreichend bewertbar) bei Bentonit, Cyclamat (Natrium- und Calciumsalze), Diäthylenglykolmonoäthyläther, Glycerinester und thermisch oxydierte Sojabohnenfettsäuren, Harz-Glycerinester, Orange RN, Sorboylpalmitat, Trichloräthylen;

Zurückstellung der Entscheidung bei Aspartam und oxydiertem Hydroxypropyldistärkeglycerin.

Weitere Betrachtungen des Berichtes gelten der Bedeutung von Nierenschäden, die bei Ratten nach langfristiger Verfütterung hoher Konzentrationen von verschiedenen modifizierten Stärken, Lactose, Alginat und Magnesium auftreten sowie den Prioritäten zur Bewertung von Aromastoffen.

H.-J. Lewerenz

INTERNATIONAL CONFERENCE ON KERAMIC FOODWARE SAFETY, Genf, Schweiz, vom 12.—14. November 1974. Herausgegeben von Lead Industries Association, Inc. und The State University of New Jersey, VI und 252 Seiten, 23 Abb., 45 Tab. Published by Lead Industries Association, Inc., New York 1976.

Der Fortschrittsbericht stellt eine Sammlung aller Vorträge dar, die anläßlich einer Internationalen Konferenz, 1974 in Genf, zum Schutze der Gesundheit beim Einsatz keramischer Erzeugnisse im Lebensmittelsektor gehalten wurden.

Das Hauptanliegen der Veranstaltung war, einen Überblick über den Mechanismus der Schwermetallässigkeit bei Bedarfsgegenständen aus emaillierten oder glasierten Keramikerzeugnissen zu erhalten. Die einzelnen Beiträge befassen sich daher fast ausnahmslos mit der analytischen Prüfung dieser Erzeugnisse auf Blei- und Cadmiumabgabe an Lebensmittelsimulantien. Auf die Notwendigkeit, die unterschiedlichen Testmethoden zu standardisieren und international anerkannte Toleranzgrenzen für die Blei- und Cadmiumlässigkeit festzulegen, wird in einer Entschließung hingewiesen. Neben diesen vorwiegend analytischen Aspekten werden auch technologische Gesichtspunkte der Aufglasurherstellung behandelt, die allerdings keine grundsätzlich neuen Erkenntnisse erbrachten. Obwohl durch die Teilnahme der WHO die Bedeutung der Veranstaltung unterstrichen wird, sollte nicht verschwiegen werden, daß Hauptinteressent der Konferenz „The International Lead Zinc Research Organization, Inc.," ist, eine Vereinigung der mächtigsten imperialistischen Blei-Zinkmonopole.

H. Woggon

World Health Organization: HEALTH HAZARDS FROM NEW ENVIRONMENTAL POLLUTANTS. Technical Report Series No. 586, 96 Seiten. Geneva 1976. Preis: 8,— Sf.

Der Bericht befaßt sich mit umweltrelevanten natürlichen und synthetischen Schadstoffen. Besprochen werden Kontaminationen mit Quecksilberverbindungen, polychlorierten Biphenylen, bis-Chlorisopropyläther, Vinylchlorid und Hexachlorbenzol. Weitere Betrachtungen beziehen sich auf carcinogene Umweltchemikalien wie aromatische Amine, Diepoxide und Nitrosamine. DDT und polychlorierte Biphenyle werden ebenfalls berücksichtigt. Sie beanspruchen vor allem wegen der großen Persistenz nach wie vor erhöhtes Interesse. Die Umwandlung dieser Verbindungen in der Umwelt verdient Beachtung, weil sie bisweilen sogar zu toxischeren Produkten (Organoquecksilber) führt. Die toxikologische Bedeutung von Plasten und Weichmachern, feuerhemmenden Mitteln, toxischen Spurenmetallen und Photosensibilisatoren wird in einem weiteren Kapitel erörtert.

Vorschläge zur Identifizierung beinhalten die Grundsätze der Erfassung neuer Chemikalien und Vorschläge für Aufstellung toxikologischer Datenbänke. Prinzipien zur Ermittlung folgender Kriterien werden fixiert: Mutagenität, Carcinogenität, Teratogenität und ökologische Effekte.

Ein abschließendes Kapitel befaßt sich mit Fortschritten der Schädlingsbekämpfung, bei der neben konventionellen Methoden Juvenilhormone, Attraktantien und Chemosterilantien eine Rolle spielen.

R. Engst

World Health Organization: CONFERENCE ON INTOXICATION DUE TO ALKYLMERCURY-TREATED SEED, Bagdad 9.—13. September 1974. Supplement to Vol. 53 of the Bulletin of the World Health Organization, 138 Seiten. Edit. Genève 1976. Preis: 18,— Sf.

Anlaß für die Konferenz und damit den vorliegenden Bericht war die tragische Massen-Quecksilbervergiftung im Irak in den Jahren 1971/72, in deren Verfolg 6530 Erkrankungen und 459 Todesfälle erfaßt wurden. Das Vergiftungsgeschehen — nicht das erste, aber das größte seiner Art — wurde eingehend analysiert und ausgewertet. Die gesammelten Fakten und daraus abgeleiteten Erkenntnisse wurden durch den Abdruck von 16 Referaten in der vorliegenden Broschüre der Weltöffentlichkeit zugängig gemacht.

Die ersten 5 Referate befassen sich mit der Analyse des Vergiftungsgeschehens unter epidemiologischen Gesichtspunkten, der Analytik des Quecksilbers und der Lokalisation in Blut, Haaren und Organen vergifteter Personen.

Im zweiten Teil, der den Inhalt von 7 Referaten wiedergibt, sind bevorzugt das klinische Erscheinungsbild und die Auswirkungen der Vergiftungen auf den Gesundheitszustand berücksichtigt.

Im 3. Teil (4 Referate) werden wichtige Randaspekte des Problems diskutiert: die Quecksilberumweltkontamination, Untersuchungen zur Vergiftung von Geflügel mit Organoquecksilber und indirekte Quellen der Quecksilberkontamination im Irak. Ein Referat, das über den Mißbrauch von organoquecksilberverbindungen in Brasilien im Gemüseanbau berichtet, rundet die gesammelten Erkenntnisse ab.

Schlußfolgernd wird festgestellt, daß die Einschaltung der WHO und eingehende Diskussion der gewonnenen Erkenntnisse die beste Voraussetzung dafür schaffen, daß sich derart tragische Geschehen nicht wiederholen.

R. Engst

DIE TOXIKOLOGISCH-CHEMISCHE ANALYSE. Herausgegeben von R. K. Müller unter Mitarbeit eines internationalen Autorenkollektivs. XVI und 604 Seiten, 40 Abb., 29 Tab. Verlag Theodor Steinkopff, Dresden 1976. Preis: 78,— M.

In diesem Werk wird die toxikologische Chemie Spezialisten und allen mit toxikologisch relevanten Problemen (Umweltschutz, Arbeits- und Militärtoxikologie) Konfrontierten komprimiert dargestellt. Bei Beschränkung auf das Wesentliche werden sowohl toxikologisch-medizinische Grundlagen und allgemeine analytische Methoden als auch stofforientierte bzw. datenorientierte Informationen vermittelt. Der Schwerpunkt liegt dabei auf der allgemeinen und speziellen Analytik.

In einem alphabetisch geordneten Kapitel (132 Seiten) sind Angaben zu chemisch-physikalischen Eigenschaften, zur Analytik und Toxikologie anorganischer und flüchtiger Gifte sowie schwerflüchtiger Arznei-, Pflanzenschutz- und Suchtmittel zusammengefaßt.

Tabellen toxikologisch relevanter Verbindungen, geordnet nach Schmelzpunkten, hR_f-Werten (Dünnschicht- und Papierchromatographie in ausgewählten Laufmitteln), UV-Absorptionsmaxima, IR-Hauptbanden und massenspektroskopischen Daten, sowie die Darstellung von Farbreaktionen zur chromatographischen Detektion und von Trennsystemen für die Dünnschicht- und Gaschromatographie erleichtern die Identifizierung unbekannter Substanzen. Ein umfangreicher Literaturteil sowie ein ausführliches Sachwortregister (53 Seiten) sind beigefügt.

Das Buch vereint die Vorteile eines Tabellenwerkes mit denen eines Analytikums. Mit diesem gelungenen, unter neuen Gesichtspunkten dargestellten Werk hat das internationale Autorenkollektiv eine Lücke in der diesbezüglichen Literatur geschlossen.

R. M. Macholz

L. Mészáros und F. Deutschmann: METHODENBUCH BAND XI, ATLAS FÜR DIE MIKROSKOPIE VON NAHRUNGSGRUNDSTOFFEN UND FUTTERMITTELN, Teil 1: ÖLSAATEN UND DEREN VERARBEITUNGSRÜCKSTÄNDE. 136 Seiten, 334 Abb., 3 Tab. Verlag J. Neumann-Neudamm, Melsungen, Berlin, Basel, Wien 1975. Preis: 178,00 DM

In dem vorliegenden Atlas werden die wirtschaftlich wichtigsten Ölsamen und -früchte bzw. häufig anzutreffende Ölsaaten abgehandelt. In übersichtlicher Form erfolgt eine Darstellung der Hauptanbau- bzw. Verbreitungsgebiete, der Morphologie und Anatomie sowie der Verarbeitungsrückstände. Bei der Charakterisierung der einzelnen Arten ist das Schwergewicht auf die naturgetreue Wiedergabe der Objekte mittels fotographischer Aufnahmen gelegt worden, wobei insbesondere auf die ausgezeichneten farbigen Mikroaufnahmen hinzuweisen ist. Weiterhin ist zu erwähnen, daß die Bildtexte auch in Englisch, Russisch und Französisch verfaßt sind.

Mit der Beschreibung und Darstellung der wichtigsten Merkmale der Ölsaaten und deren Verarbeitungsrückstände ist die Möglichkeit einer Identifizierung pflanzlicher Bestandteile in Futtermitteln sowie auch in Nahrungsmitteln gegeben. Damit schließt der Atlas eine Lücke in der Fachliteratur.

Abschließend sei vermerkt, daß das vorliegende Werk auch über den Neumann-Verlag in Radebeul und Leipzig bezogen werden kann.

J. Kroll

J. G. Brennan, J. R. Butters, N. D. Cowell und A. E. V. Lilly: FOOD ENGINEERING OPERATIONS. 2. Auflage, 532 Seiten, 18 Tab., 233 Illustrationen. Verlag Applied Science Publishers Ltd., London 1976. Preis: 30 $

Die teilweise erweiterte und überarbeitete 2. Auflage des Buches (1. Auflage 1969) stützt sich auf Vorlesungen für Lebensmitteltechnologen an der Universität Reading. Die Autoren wählen für ihre Betrachtungen vier Hauptabschnitte: I. Vorbereitende Prozesse. II. Umformende Prozesse. III. Haltbarmachung. IV. Zusatzeinrichtungen. In diesen vier Hauptgruppen werden dann die Grundoperationen der Lebensmittelindustrie abgehandelt. So erörtert man in Gruppe I Fragen zum Zusammenhang von Rohmaterial und Prozeß, Reinigung des Rohmaterials und Sortierung bzw. Güteeinteilung des Rohmaterials. In Gruppe II werden Verfahren der Zerkleinerung, Siebung, Mischung,

Emulgierung, Filtration, Membran-Trennung, Zentrifugation, Fest-Flüssig-Extraktion, Pressung, Kristallisation und der Materialerhitzung vorgestellt. Die Gruppe III beinhaltet die Arbeitsweisen Erhitzen zum Zwecke der Konservierung, Verdampfen, Entwässern, Gefrieren, Bestrahlen und Lagerung, und schließlich werden in Gruppe IV Fragen der Anlagenhygiene, -reinigung, -sterilisation, der Wasserversorgung, der Abfallbeseitigung und des innerbetrieblichen Transports besprochen. Es schließt sich an ein Anhang mit einigen mathematischen Interpretationen zum Fließverhalten von Flüssigkeiten, zur Wärmeübertragung und zum Verhalten von Luft-Wasserdampf-Mischungen. Weiterhin ist eine Umrechnungstabelle für übliche Einheiten auf die des SI-Systems enthalten. Die Anlage des Buches bewirkt eine straffe, aber auch sehr allgemeine Darstellung der Technologie. Es wird nur ein Minimum an mathematischem und technischem Verständnis vorausgesetzt. Man kann das Buch als „Einführung in die Lebensmitteltechnologie" ansehen; das entspricht sicherlich auch dem Anliegen der Autoren. Damit ist der Interessentenkreis abgesteckt. Ernährungswissenschaftler und Lebensmittelchemiker, die bei ihren Arbeiten die Möglichkeiten der Technologie berücksichtigen müssen, werden das Buch mit Gewinn lesen. Der Studierende der Lebensmitteltechnologie oder auch der Technologe wird ohne Vertiefung der allgemeinen Erörterungen nicht auskommen; eine Hilfe dabei ist ihm die jedem Kapitel angehängte Liste weiterführender Literatur. F. Linow

J. Kühnau und W. Ganssmann: HAFER. EIN ELEMENT DER MODERNEN ERNÄHRUNG. 62 Seiten, 7 Abb., 7 Tab. Umschau-Verlag, Frankfurt/Main 1976. Preis: 12,80 DM

In populärwissenschaftlicher Form werden die Kulturgeschichte des Hafers, der Gehalt des Hafers an Kohlenhydraten, Fett, Eiweiß, Mineralstoffen und Vitaminen, Ballaststoffen, Aromastoffen und psychotropen Wirkstoffen, der Aufbau des Haferkorns, die Bedeutung des Hafers in der Ernährung des gesunden und kranken Menschen sowie die industrielle Gewinnung von Haferflocken dargestellt. Leider sind gelegentlich Einzelangaben nicht überzeugend belegt (z. B. „eine die Stimmungslage und Aktivität positiv beeinflussende, jede Müdigkeit beseitigende pervitinartige Wirkung des Hafers" oder „eine Steigerung der Leistungsfähigkeit durch den regelmäßigen Verzehr von Haferflocken" oder schließlich „die bei minderbegabten Kindern durch die tägliche Darreichung eines Frühstücks aus kernigen Haferflocken zu erreichende objektive Besserung der intellektuellen und affektiven Schwächen"). Daß der Hafer im Gehalt an einigen wichtigen Nährstoffen höher liegt als andere Getreide, ist unbestritten, ob dieser Eigenschaft bei der heute üblichen Mischkost eine wesentliche Bedeutung zukommt, ist wenig wahrscheinlich. Damit soll der Wert des Hafers als empfehlenswertes Nahrungsmittel nicht herabgesetzt werden. H. Haenel

P. C. Wood: GUIDE TO SHELLFISCH HYGIENE. 80 Seiten, 11 Abb., 5 Tab., 4 Anh. World Health Organization, Genf 1976. Preis: 12,— Sf.; 4,80 $.

Die Veröffentlichung gibt eine zusammenfassende Information über Produktion und Hygiene von Schalentieren für den menschlichen Konsum und die Prophylaxe durch sie bedingter Krankheiten. Aus kontaminierten Gebieten gewonnene sowie unter unhygienischen Bedingungen behandelte Schalentiere ergeben ein hohes gesundheitliches Risiko für den Verbraucher, das anwächst, je mehr konsumiert wird. Neben einer Darstellung der Mollusken- und Krustentierfischerei mit ihren wichtigsten handelsüblichen Spezies sowie der nahrungsmittelmäßigen Vorbehandlung sind vornehmlich die in Betracht kommenden Krankheitsgeschehen Typhus, Paratyphus, andere Salmonellosen, Vibr. parahaemolyticus, Vibr. cholerae, Hepatitis-Virus A, Enteroviren, Neuro-Intoxikationen (Biotoxine verschiedener Dinoflagellaten), Invadierung durch Paragonimus westermani, chemische Intoxikationen, Allergenwirkungen sowie die natürlichen Bedingungen der Infektionen und Intoxikationen und Vorschläge für Überwachungs- und Ermittlungsmaßnahmen aufgeführt. Anhänglich werden mikrobiologische (von 6 Ländern) und biotoxische Standards wiedergegeben. Die klare und übersichtliche Abhandlung ist als gute und schnelle Orientierungsmöglichkeit über das Sachgebiet anzusehen. W. Röhr

Н. С. Новотельнова (N. S. Novotel'nova): Фитофторовые грибы (PHYTOPHTHORA-PILZE). 208 Seiten, 94 Abb., 2 Tab. Verlag Nauka, Leningrad 1974. Preis: 2 R 45 Kop.; 12,25 M.

Phytophthorazeen sind über die ganze Erde verbreitet und stellen als Erreger von Pflanzenkrankheiten eine außerordentliche Gefahr für Kulturen von Land- und Forstwirtschaft (z. B. Krautfäule von Kartoffeln und Tomaten) sowie Gartenbau, aber auch für Wildpflanzen dar. Der durch sie der Volkswirtschaft zugefügte Schaden ist beträchtlich. In vorliegender Monographie werden nach kurzem historisch-bibliographischem Abriß zu Systematik, Taxonomie und allgemeinen Forschungsrichtungen die gegenwärtigen Kenntnisse über Verbreitung, Ökologie, morphologische und kulturelle Besonderheiten sowie Entwicklungszyklus der Phytophthorazeen vermittelt. Die umfangreiche Zusammenstellung der von den einzelnen Phytophthora-Arten befallenen höheren Pflanzen ist durch ihre Anordnung nach Familien außerordentlich übersichtlich. Das Kapitel Diagnostik behandelt methodische Fragen zum Nachweis der Pilze, zur Isolierung aus Boden und Pflanzenteilen und zur Kultivierung. Ausführliche Beschreibungen morphologischer und kultureller Eigenschaften, die zur genauen Artbestimmung von Bedeutung sind, werden von den 22 auf dem Gebiet der Sowjetunion vorkommenden Arten gegeben. Ein umfangreiches Literaturverzeichnis und reiche Illustration erhöhen den Wert des Buches für den Fachmann, auch außerhalb der Sowjetunion.

W. Goldbach

H. Sarre: NIERENKRANKHEITEN. 4. Auflage, 784 Seiten, 273 Abb., 113 Tab. Georg Thieme Verlag, Stuttgart 1976. Preis: 160,— DM.

In dem von 26 ausgezeichneten Sachkennern geschriebenen Buch werden die Physiologie, die Pathophysiologie, die Klinik und die Therapie der Nierenerkrankungen abgehandelt. Das Werk gliedert sich in 8 Kapitel: I. Physiologie, II. Untersuchungsmethoden, III. Pathophysiologie, IV. vorwiegend glomeruläre Erkrankungen, V. vorwiegend tubuläre Erkrankungen, VI. vaskuläre Nephropathien, VII. Verschiedenes, darunter sekundäre Nierenfunktionsstörungen, Urolithiasis, Zystennieren und andere Mißbildungen, VIII. allgemeine Therapie und therapeutische Technik.

Die völlig neu bearbeitete und erweiterte Auflage bringt den neuesten Stand der Untersuchungsmethoden, so z. B. die Isotopen-Clearance, differenzierte Proteinbestimmungen und optimierte röntgendiagnostische Methoden. Ganz ausgezeichnet sind die Darstellungen zur renalen Osteopathie im Kapitel Pathophysiologie sowie die Nierenhistologie und neue Aspekte der Immunpathologie im Kapitel der glomerulären Nierenerkrankungen. Spezielle und allgemein therapeutische Maßnahmen sind erfreulich klar dargestellt, wobei auch auf die Grenzen unserer derzeitigen konservativen Therapie hingewiesen wird. Verfahren der akuten und chronischen Dialyse, ihre Technik, ihre Leistungsbreite, aber auch mögliche Komplikationen werden nicht nur dargestellt, sondern auch gewertet. Im Kapitel über Nierentransplantationen werden insbesondere Probleme der Transplantationsimmunologie, der Histokompatibilität, der Nachbehandlung, der Abstoßungsreaktionen sowie Möglichkeiten der Immunsuppression dargestellt und diskutiert. Das Buch ist Nachschlagewerk und praktischer Ratgeber auf dem neuesten Stand zugleich. Das umfangreiche Schrifttum, geordnet nach den einzelnen Kapiteln und Unterkapiteln, ermöglicht eine rasche Information über wesentliche Literatur.

K. Vetter

И. Б. Куваева (I. B. Kuvajeva): Обмен веществ организма и кишечная микрофлора (STOFFWECHSEL DES ORGANISMUS UND DARMFLORA). 248 Seiten, 44 Abb., 38 Tab. Verlag Medizina, Moskau 1976. Preis: 1,64 Rubel.

Dieses empfehlenswerte und informative Buch gibt eine Übersicht über die Darmflora und ihre Wechselwirkungen mit dem Makroorganismus. Behandelt werden die Besiedlung des Verdauungstraktes bei Mensch und Tier und die darauf Einfluß nehmenden Faktoren, die Wechselwirkung zwischen Makroorganismus und Darmflora im Zusammenhang mit Verdauung und Resorption, Cholesterin- und Gallensäurestoffwechsel, Vitaminversorgung u. a. sowie die Inaktivierung von Fermenten und der Abbau von Immunglobulinen und Muzinen im Darm. Breiten Raum nehmen biochemische Prozesse im Dickdarm ein, wobei sehr ausführlich und detailliert der Einfluß verschiedener Diäten behandelt wird. Schließlich wird kurz auf kanzerogene Wirkungen, Störungen der Besiedlung und Korrektionsmöglichkeiten eingegangen.

A. Lorenz

CONTENTS

СОДЕРЖАНИЕ

INHALTSVERZEICHNIS

Bezugsmöglichkeiten:

Bestellungen sind zu richten

in der DDR an eine Buchhandlung oder an den Akademie-Verlag, DDR-108 Berlin, Leipziger Straße 3—4

im sozialistischen Ausland an eine Buchhandlung für fremdsprachige Literatur oder an den zuständigen Postzeitungsvertrieb

in der BRD und Westberlin an eine Buchhandlung oder an die Auslieferungsstelle KUNST UND WISSEN, Erich Bieber, D 7 Stuttgart 1, Wilhelmstraße 4—6

in Österreich an den Globus-Buchvertrieb, A 1201 Wien, Höchstädtplatz 3

im übrigen Ausland an den Internationalen Buch- und Zeitschriftenhandel; den Buchexport, Volkseigener Außenhandelsbetrieb der Deutschen Demokratischen Republik, DDR-701 Leipzig, Postfach 160, oder an den Akademie-Verlag DDR-108 Berlin, Leipziger Straße 3—4

FSC
www.fsc.org
MIX
Papier | Fördert gute Waldnutzung
FSC® C083411

Kolibri 360 GmbH
Ferdinand-Jühlke-Straße 7
99095 Erfurt, Deutschland
produktsicherheit@kolibri360.de